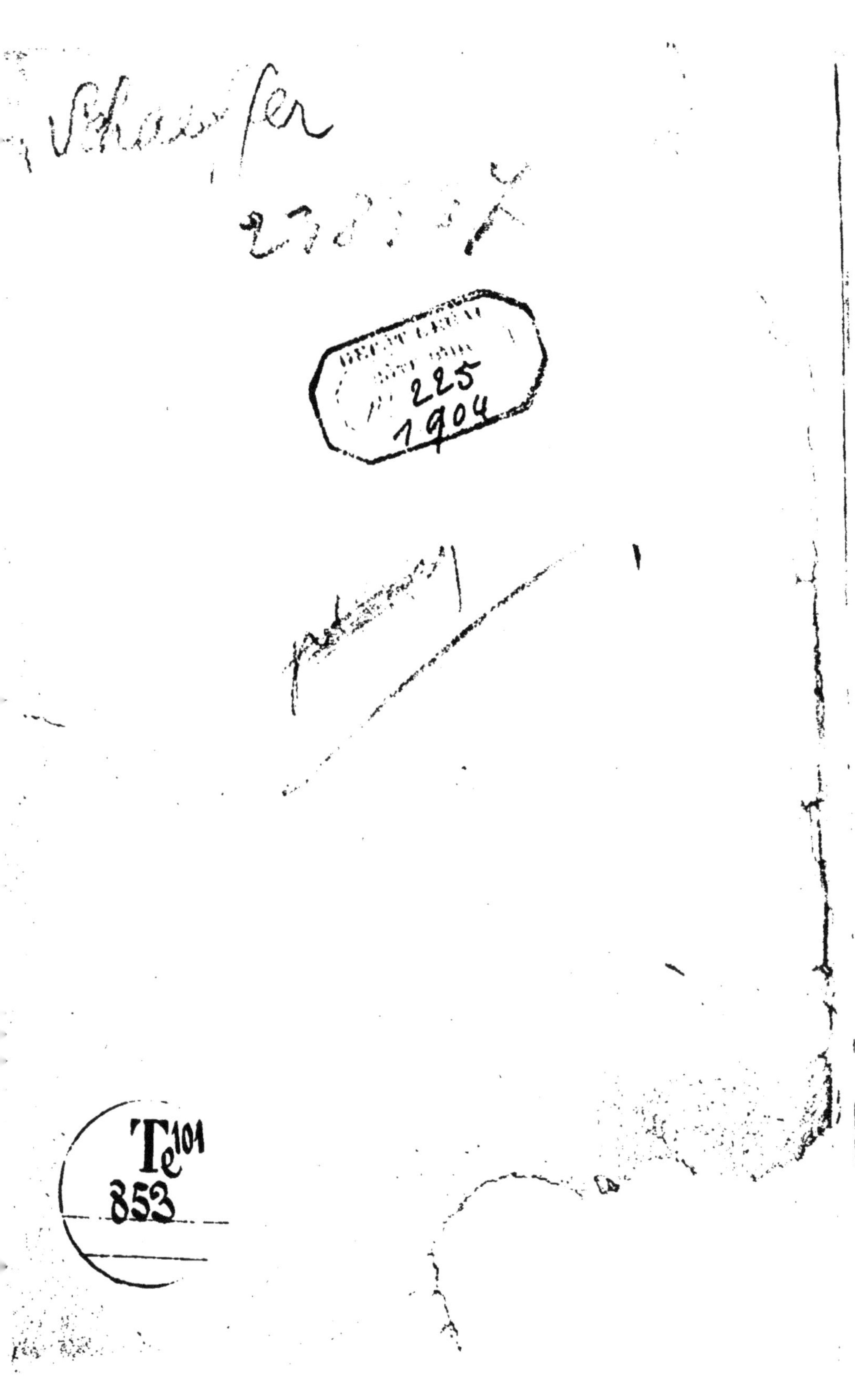
Schäffer
225
1904
Te 101
853

ATLAS-MANUEL

DE

TECHNIQUE GYNÉCOLOGIQUE

ATLAS-MANUEL

DE

TECHNIQUE GYNÉCOLOGIQUE

PAR

O. SCHAEFFER

PROFESSEUR A L'UNIVERSITÉ DE HEIDELBERG

ÉDITION FRANÇAISE

PAR LES DOCTEURS

Paul SEGOND | **Olivier LENOIR**
Professeur agrégé à la Faculté de médecine | Ancien interne des hôpitaux
Chirurgien de la Salpêtrière | de Paris

Avec 42 planches en couleur
9 figures en couleur hors texte
et 27 figures intercalées dans le texte

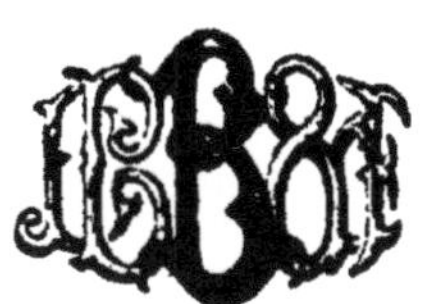

PARIS

LIBRAIRIE J.-B. BAILLIÈRE ET FILS
Rue Hautefeuille, 19, près du boulevard Saint-Germain.

1905
Tous droits réservés.

ATLAS-MANUEL

DE

TECHNIQUE GYNÉCOLOGIQUE

INTRODUCTION

La technique des opérations gynécologiques varie selon la voie suivie pour découvrir la région malade. Il est bon de faire remarquer que la gynécologie moderne et sa technique opératoire n'ont pris leur essor que le jour où, à l'aide des valves plates et courbes, des pinces tire-balle et des pinces érignes, on a pu rendre les organes génitaux profonds accessibles à la vue. Nous devons ces progrès à *Simon* et à *Marion Sims*.

Il me semble que pour un atlas, où la technique est exposée par l'image, le meilleur procédé consiste à classer les opérations, non d'après les organes, mais d'après la voie suivie pour *aborder* le plus aisément les organes malades.

I

OPÉRATIONS QUE L'ON PEUT PRATIQUER
SANS LE SECOURS DU SPECULUM

ANATOMIE TOPOGRAPHIQUE ET MÉDECINE OPÉRATOIRE
DU PLANCHER PELVIEN

La région anatomique dont il s'agit comprend naturellement les organes génitaux externes, la vulve en particulier, et, par extension, les régions anale, symphysienne et les deux régions inguinales.

Ces deux dernières, par la découverte de l'insertion des ligaments ronds qui s'y trouvent et que l'on raccourcit dans la rétroflexion mobile de l'utérus, s'y rattachent, non seulement comme région anatomique, mais également comme région anatomo-pathologique. En effet, les ganglions inguinaux reçoivent les germes infectieux et les noyaux métastatiques des tumeurs malignes de la vulve.

Une partie du vagin est encore accessible à l'œil, surtout si l'hymen est détruit, quand les lèvres sont écartées.

Profondément, cette région est limitée par les saillies des cloisons que forment les releveurs de l'anus, par le trigone uro-génital de *Waldeyer*, et par le rapprochement des deux colonnes saillantes du vagin.

Nous supposons connue la topographie des organes génitaux externes ; toutefois nous rappelons, pour mémoire, la topographie opératoire de la région uréthrale profonde et du périnée.

La formation la plus importante qui ferme l'entrée du bassin est le *périnée*. C'est la continuation, élargie et étalée, du septum recto-vaginal, traversée de faisceaux musculaires résistants et élastiques, soutien des viscères pelviens. Le périnée soutient les ampoules rectale et vaginale, et indirectement le rectum supérieur et l'appareil ligamenteux de l'utérus. Il soutient également le sommet du vagin et la vessie. En outre, tous ces organes ont pour point d'appui l'appareil ligamenteux du bassin.

La traction la plus forte et la plus souple est exercée par les aponévroses et par les faisceaux musculaires des *releveurs de l'anus*. Ceux-ci établissent une séparation importante entre les viscères *sus-jacents* qui sont mobiles et les viscères *sous-jacents* qui sont fixes.

Les premiers correspondent aux organes *supra-diaphragmatiques*, suivant l'expression de Waldeyer, les seconds sont les *infra-diaphragmatiques* ; de ces derniers, les uns reposent en partie sur les os, comme les muscles obturateurs internes et les racines du clitoris ; d'autres sur les muscles et le tissu adipeux comme le trigone uréthral qu'on peut comparer à la portion périnéale du rectum située au-dessous de l'ampoule ; il en est de même, jusqu'à un certain point, de la portion vaginale sous-jacente à la ligne de démarcation signalée plus haut.

Les orifices de ces trois organes creux, situés dans le tissu cellulaire sous-cutané, sont par contre plus mobiles.

Ce *diaphragme*, à convexité tournée en bas, qui limite l'entrée du bassin est constitué en haut, de chaque côté, par les faisceaux du fascia pelvi-viscéral qui le font adhérer aux viscères. Il est formé encore par les replis de ce fascia se continuant avec le fascia pariétal qui est désigné sous le nom de fascia diaphragmatique supérieur du pelvis.

Au-dessous se trouve le muscle releveur de l'anus doublé à sa face inféro-externe par le fascia diaphragmatique inférieur du pelvis et par les replis de ce fascia se continuant avec l'aponévrose du muscle obturateur interne.

Outre les *muscles releveurs de l'anus*, on trouve encore, logés entre ces fascia, les muscles coccygiens et pyramidaux. Le muscle releveur comprend deux portions ; l'une, doublant la symphyse, s'insère, suivant une ligne contournée en crochet, au tiers inférieur de la symphyse et au pourtour du trou obturateur jusqu'à l'épine sciatique ; l'autre naît du tiers inférieur du vagin et du rectum au-dessous de l'ampoule, une partie des fibres passant devant le rectum et l'autre l'enveloppant. Toute cette portion du releveur se dirige vers le coccyx et s'insère à la face antérieure de cet os, soit directement sur ses bords, soit par l'intermédiaire des ligaments sacro et ano-coccygiens.

Les muscles coccygiens continuent les *ligaments sacro-*

sciatiques, depuis l'épine sciatique jusqu'aux bords latéraux du sacrum et du coccyx. A ce niveau se détachent les muscles pyramidaux, insérés plus haut sur le sacrum. Ils vont d'autre part, après avoir masqué et partiellement rempli l'échancrure sciatique, s'insérer au grand trochanter.

Les muscles releveurs de l'anus trouvent un appui important dans le *renfort latéral* du fascia obturateur et dans les muscles insérés directement sur les parois pelviennes latérales. Par devant, ces fascia vont se confondre avec ceux du muscle du trigone uro-génital(*Waldeyer*). Moins importants sont les fascias des muscles bulbo-caverneux, transverse du périnée, etc., car ils sont trop peu développés et s'insèrent presque uniquement sur du tissu cellulaire lâche. Cependant, ils sont très étroitement unis avec les appareils fibreux sus-mentionnés.

Les organes creux qui sortent du bassin ne perforent pas les aponévroses. Celles-ci les enveloppent en abandonnant successivement les muscles qu'elles tapissent. En ce point se trouvent les lieux de moindre résistance qui livrent passage aux viscères abdomino-pelviens, quand les organes creux sont attirés au dehors.

Nous trouvons d'autres lieux de moindre résistance entre les muscles isolés et les différents faisceaux musculaires du « diaphragme » que nous avons décrits plus haut. Ils sont principalement sur les côtés et au niveau du coccyx, et dans la fosse ischiatique. Ces lacunes intermusculaires sont seulement recouvertes par un tissu adipeux lâche et par le fascia du bassin, ou par ce fascia et la peau de l'abdomen.

Des ruptures intra-musculaires peuvent aussi se produire à la suite de traumatismes.

D'autres interstices livrent passage aux vaisseaux et au nerf obturateur, aux vaisseaux du clitoris, au plexus des veines honteuses entre le clitoris et la symphyse ; les nerfs et vaisseaux fessiers inférieurs, honteux et le nerf sciatique passent par le trou sous-pyramidal, c'est-à-dire par l'espace compris entre le muscle pyramidal et le muscle coccygien, tandis que le trou supra-pyramidal livre passage, seulement à droite, à l'artère fessière supérieure.

[La sortie de l'artère fessière du bassin par la partie supérieure de l'échancrure sciatique, au niveau du bord supérieur du muscle pyramidal, est la disposition normale qui se rencontre habituellement aussi bien du côté gauche que du côté droit].

Ces espaces constituent autant de voies de migration pour les hernies (latérales, périnéales), les thromboses, les abcès, les tumeurs métastatiques, qui, évoluant suivant une marche inverse, se propagent des organes génitaux externes aux organes profonds susjacents.

Tandis que nous devons rechercher les troncs vasculaires principaux dans les régions profondes, exactement à l'endroit indiqué, les branches plus petites se ramifient en grande partie sur les parois *latérales* des organes creux. Le clitoris et le bulbe du vestibule ont une richesse vasculaire remarquable. Les *grosses branches de l'artère honteuse interne*, homonymes de celles du nerf honteux interne, sont le rameau périnéal (qui se rend à la partie postérieure de la grande lèvre) et le rameau dorsal du clitoris ; quant aux troncs originels vasculaires et nerveux, ils longent le muscle obturateur interne et le trigone uro-génital suivant une direction sagittale ; ils sont situés à la face profonde du muscle grand fessier et pénètrent dans le bassin par l'espace sous-pyramidal. [Pour décrire le trajet complet de ces vaisseaux et nerfs, il faudrait s'exprimer de la façon suivante : l'artère naît de l'iliaque interne et le nerf du plexus sacré, tous deux dans le bassin, ils sortent de cette cavité par l'échancrure sciatique au niveau du bord inférieur du muscle pyramidal, au-dessus du jumeau supérieur, qui double le tendon de l'obturateur interne, en ce point les vaisseaux et nerf honteux internes longent la face postérieure de l'épine sciatique puis passent à travers la petite échancrure sciatique pour se placer à la face interne de l'ischion. Ils longent alors d'arrière en avant la branche ischio-pubienne. Dans tout ce trajet, ces troncs artériels et nerveux importants côtoient le squelette et se tiennent à distance de la ligne médiane. Ce sont les branches de ramification, détachées du tronc principal, qui viennent se distribuer jusque vers la ligne médiane].

Il en résulte qu'une incision menée du vagin vers l'espace situé entre l'anus et la tubérosité ischiatique, même si elle est faite profondément jusques et y compris le muscle releveur de l'anus, ne peut pas léser de grosses artères ni des branches nerveuses importantes. On rencontre seulement les ramifications des artères, veines et nerfs hémorroïdaux, qui se distribuent en *rayonnant* autour de l'anus.

Les nombreux *vaisseaux lymphatiques* de la vulve se dirigent vers les ganglions médians et superficiels de l'aine.

Les organes *infra-diaphragmatiques* mobiles et creux

sont, d'après ce que nous venons de dire : la partie de l'urèthre située au-dessous du trigone uro-génital, la partie du vagin sous-jacente au trigone et au muscle releveur de l'anus qui devient visible quand les lèvres sont écartées, le rectum au-dessous du muscle releveur de l'anus et l'ampoule rectale.

Comme le « diaphragme pelvien » est convexe en bas, il forme avec la paroi du bassin un espace creux, dépressible, rempli d'un tissu conjonctif lâche et graisseux. C'est la *fosse ischio-rectale*, laquelle, en se rétrécissant et en se terminant en pointe derrière le pubis, forme le « recessus pubien ». Ce recessus du côté de la peau est recouvert par le trigone uro-génital. Comme cet espace, bourré de tissu conjonctif, se trouve en connexion avec les fentes du diaphragme pelvien, il s'ensuit que les processus pathologiques se propagent par cette voie au creux ischio-rectal.

Dans cette région, le *rectum* est recouvert, non seulement par une masse de fibres musculaires lisses longitudinales, mais encore par les fibres circulaires du *sphincter externe* de l'anus. Les fibres de ce sphincter vont s'insérer sur le ligament ano-coccygien et au centre du périnée s'entre-croisant avec les fibres du releveur de l'anus et du muscle bulbo-caverneux.

De même, le *vagin* et l'*urèthre* sont recouverts par les muscles plus ou moins indépendants qui se trouvent dans le sens sagittal : muscles transverse du périnée, bulbo et ischio-caverneux ; ils peuvent agir pour resserrer le vagin, en sorte qu'on donne quelquefois à leur ensemble le nom de : « *constricteur du vagin* » (1).

OPÉRATIONS SUR LA VULVE

La plupart des *opérations faites sur le périnée* sont destinées à *rétablir les rapports* primitifs dans les cas de déchirures consécutives à l'accouchement. La reconstitution est immédiate, par première intention, ou bien, plus rarement secondaire par bourgeonnement de la plaie. D'autres fois, il s'agit d'une opération plastique avec ou sans excision de la cicatrice, ou encore avec ou sans taille préalable d'un lambeau. En tous cas, dans l'intérêt de la cicatrisa-

(1) Voy. Schaeffer, *Atlas-manuel de gynécologie*, pl. XXXI.

tion de la plaie, dans l'intérêt des suites de couches, et aussi pour le maintien in situ des organes du bassin, il est rationnel de *suturer sans retard la rupture périnéale récente.*

L'écoulement plus ou moins abondant de lochies septiques, qu'il est difficile d'éviter, infecte, en effet, facilement la plaie et la résorption active de ces produits, pendant l'état puerpéral, occasionne facilement une inflammation ascendante pouvant gagner le bassin par la voie lymphatique ou par la voie veineuse.

L'ouverture béante de la vulve favorise non seulement les vaginites mais aussi et surtout la chute du vagin. Et, quand l'appareil ligamenteux n'est pas très résistant, le bas-fond de la vessie, l'ampoule rectale, le fond du vagin et l'utérus suivent cet abaissement (inversion, cysto, recto-élytrocèle, descente, prolapsus de l'utérus).

Selon l'étendue de la lésion, il faut distinguer trois degrés de déchirures du périnée.

1) *Déchirures pénétrant jusqu'à la partie moyenne du corps périnéal*, comprenant, elles-mêmes, plusieurs variétés et en particulier des cas qui méritent d'être signalés à part, dans lesquels le tégument reste intact avec effacement de la fosse naviculaire.

2) *Déchirures allant jusqu'au sphincter externe de l'anus.*

3) *Déchirures complètes s'étendant jusqu'à la cavité rectale.*

Il faut mettre à part la *rupture centrale*, qui est rare ; c'est une déchirure au second degré dans laquelle le rebord vaginal (frein du périnée) est resté intact.

La technique de la suture de la déchirure au 2⁰ degré, se confondant avec celle de la déchirure au 3⁰ degré c'est par celle-ci que nous commencerons en étudiant la *suture immédiate.*

1. Restauration périnéale totale. Suture d'une déchirure périnéale complète.

(Voy. pl. I, p. 8 et II, p. 10, et fig. 4 coloriée, p. 18).

La surface de la plaie, étalée au moyen d'érignes ou de pinces tire-balles, a la forme d'un papillon (pl. I) par la raison que la rupture recto-vaginale, située plus haut, est plus étroite que le périnée, placé plus bas et étalé. Ce dernier

PLANCHE I. — Suture d'une déchirure complète du périnée.
Application des sutures sur le rectum. Avivement en forme de papillon. Ecartement des lèvres de la plaie au moyen de trois pinces tire-balles. Les pinces sont placées à l'angle interne de la déchirure vaginale et à la limite du vestibule. Applications des sutures (au catgut), de façon que le nœud soit fait dans le rectum.

se cicatrise relativement vite tandis que le septum donne facilement naissance, pendant la cicatrisation à de petits abcès ou à des déhiscences. L'essentiel, d'après les considérations anatomiques énoncées plus haut, c'est que les extrémités des muscles et leurs intersections aponévrotiques, surtout pour le releveur et le sphincter de l'anus, viennent en contact de telle façon que des masses de tissu conjonctif extensible ne viennent pas s'interposer entre eux.

Dans la technique de la suture nous avons à considérer deux particularités de la plaie : d'abord il y a trois plans de déchirure dont chacun a besoin d'une rangée de fils ; deux de ces rangées se rencontrent au niveau du septum, c'est-à-dire dans la portion étroite de la plaie dont nous avons parlé plus haut.

Après avoir saisi avec trois pinces tire-balles, comme l'indique la planche I, l'angle supérieur de la plaie dans le vagin et les extrémités externes de la déchirure du frein du périnée, on place d'abord les sutures du rectum. Les fils sont noués dans le rectum et on ne les voit plus après la réunion complète de la plaie. Pour ce même motif, on emploie des substances qui se résorbent, comme le catgut, et on évite les substances qui favorisent la suppuration, comme la soie tressée ordinaire qui n'a pas été rendue résorbable. L'aiguille ne doit pas entrer ni sortir trop près des bords de la plaie, car les fils risqueraient de couper les tissus et de donner naissance à des abcès qui compromettraient la guérison. L'aiguille pénètre dans la muqueuse rectale (préalablement bien nettoyée) et ressort du côté de la plaie en « ramassant » largement les tissus avoisinants. On la fait ensuite rentrer dans la plaie du côté opposé et sortir par le rectum. Il ne reste plus qu'à serrer les bouts des fils et les bords de la plaie sont exactement accolés, en ayant soin de ne pas interposer entre eux la muqueuse rectale. Chaque fil est serré par un double nœud. La première suture siège à la partie la plus élevée de la plaie, par conséquent à la partie la plus étroite de la rupture du septum recto-vaginal. Il faut veiller à ce que les fils ne soient pas trop rapprochés, ni trop serrés, de façon à éviter le sphacèle qui entraînerait le passage des matières. Quelques points de suture isolés sont plus sûrs qu'une suture continue. Ils doivent être distants les uns des autres d'environ un demi-centimètre. Le dernier point de suture de cette rangée rapproche les extrémités du muscle sphincter externe de l'anus.

La seconde rangée de sutures ferme la plaie vaginale. Elle est posée également de dedans en dehors jusqu'au frein du périnée, et on noue après la pose de tous ces fils (planche II). Il faut veiller à ce qu'aucun fil ne touche une suture rectale. Ici encore il convient d'employer le catgut.

Tandis que les deux premières rangées de fils sont placées horizontalement sur la plaie, la troisième doit être posée verticalement, dans la direction du périnée (dessin 1). Aussi doit-on poser les sutures vaginales seulement jusqu'au frein du périnée, sous peine d'avoir un périnée trop court et un vagin trop long et trop ouvert. La plaie, au niveau du plus grand écartement de ses bords, présente une plus grande épaisseur de tissus, il est bon de faire quelques sutures profondes, étagées, au catgut (*Werth*). Les sutures du rectum doivent *largement* empiéter sur les tissus voisins pour bien affronter la plaie rectale sur une grande largeur et pour éviter ainsi la nécrose de ces parties.

Il ne doit subsister nulle part de cavité virtuelle au niveau de la plaie, car le suintement qui se produit à ce niveau entraîne souvent la formation d'un abcès. D'autant plus qu'on observe de pareilles lacunes là surtout où les bouts musculaires, déchirés ou coupés, se rétractent. Il est évident que pour obtenir la restitutio ad integrum de la solidité du périnée, il est nécessaire de mettre les bouts musculaires en contact.

Pour pouvoir diriger convenablement l'*aiguille* dans la pose des fils périnéaux, celle-ci doit être courbe, assez volumineuse et en bon acier. Elle doit être dirigée perpendiculairement au bord de la plaie et en décrivant une grande courbe transversalement (*Fritsch*). Si la masse de tissus chargés par l'aiguille est trop considérable, on la retire un peu du fond de la plaie et on l'enfonce de même à côté.

Comme *fils à suture*, on choisit de préférence des substances qui n'irritent pas les tissus et qui peuvent rester longtemps en place, comme les fils d'argent, de bronze

Planche II. — **Suture d'une déchirure complète.** *Pose des sutures vaginales.* — La plaie rectale est fermée. Les fils vaginaux (catgut) sont placés horizontalement jusqu'au frein du périnée. Ensuite, si l'écartement est trop grand, on place quelques sutures étagées.

---

d'aluminium (qui ont l'inconvénient de couper), ou des fils préparés, mais non irritants, par exemple la soie imprégnée de gutta-percha à 10 0/0, comme l'auteur l'a le premier préconisé, ou des fils en celluloïd (*Braun*), des crins de Florence, des tendons de renne, etc. Pour les sutures profondes, on emploie du catgut, ou du fil très fin ou de la soie. Le premier se résorbe et les derniers s'éliminent.

Le traitement préalable et les soins consécutifs sont aussi importants pour la guérison que la suture elle-même.

Ce *traitement préalable* consiste dans l'évacuation du rectum qui, dans la réparation des déchirures périnéales, doit être effectuée quelques jours auparavant et associée à une alimentation exclusivement liquide. Il faut également faire un nettoyage complet et une désinfection soignée du voisinage de la plaie (raser) y compris le rectum.

La désinfection du rectum au sublimé est souvent mal supportée. Le chirurgien, qui conserve le mercure comme antiseptique, doit préférer l'oxycyanure d'hydragyre, ou le savon au cresol.

Les *soins consécutifs* consistent surtout dans le repos au lit. Les cuisses doivent être rapprochées, pas trop fortement serrées pourtant, de façon que les sécrétions ne s'accumulent pas dans la région périnéale. Il convient aussi, pendant les premiers jours, de faire le cathétérisme uréthral avec les précautions nécessaires. Si la malade a été bien préparée, il est inutile de lui administrer quelques gouttes de teinture d'opium avant le 5ᵉ jour. Si, pendant ce temps, on observe une diète surtout liquide, il se produit une selle molle dans la majorité des cas, soit spontanément, soit à la suite de l'administration d'un léger laxatif.

On ne touche pas à la plaie suturée. On ne donne pas d'injection vaginale, on projette seulement avec force de l'eau à la surface et on sèche prudemment après chaque souillure, ou au moins trois fois par jour.

On recouvre l'entrée du vagin et la rangée périnéale avec

une poudre antiseptique asséchante (airol, europhène, itrol, iodoforme, nosophène, dermatol).

Si les bords de la plaie sont irrités ou se tuméfient on applique soit de l'eau blanche, soit de l'acétate d'alumine. Au besoin, on supprime une des sutures. La suture périnéale doit être normalement enlevée du 5e au 8e jour. Le traitement des abcès et des fistules consécutives est celui qu'on applique généralement aux plaies. J'attire seulement l'attention sur ce fait que des fistules recto-vaginales récentes, de cette nature, n'entraînent pas un mauvais pronostic au point de vue de la formation des bourgeons de cicatrisation. Si la patiente a eu de·la fièvre pendant quelques jours, il faut être très circonspect dans la détermination du jour où elle devra se lever. Car, surtout chez les accouchées, il se forme facilement dans le bassin des thromboses veineuses infectieuses.

Note additionnelle.

[Le procédé indiqué plus haut, qui est connu en France sous le nom de *procédé de Simon-Hegar*, a un gros inconvénient : celui d'employer des fils rectaux perforants. D'après la description donnée précédemment, et ainsi qu'on peut s'en assurer sur la planche I, le premier plan de suture, placé sur le rectum, est disposé de façon que les fils, perforant la paroi rectale en totalité, les nœuds sont serrés dans la cavité rectale. Il n'est pas douteux que c'est là une cause d'infection qu'il faut éviter à tout prix. Quelles que soient les précautions de désinfection prises dans les jours qui précèdent l'opération, on ne peut avoir la prétention d'obtenir l'asepsie absolue de la muqueuse ano-rectale, par suite, l'infection de la suture rectale est à peu près certaine, d'où désunion et, progressivement, propagation de l'infection et de l'inflammation aux autres plans de suture, avec, en définitive, échec complet possible. Dailleurs, ce procédé ne s'emploie plus guère, même en Allemagne, où les chirurgiens ont l'habitude de faire, à l'exemple de *Lauenstein*, des sutures *non perforantes* au niveau du rectum. Les fils sont placés de façon à cheminer entre la paroi musculaire et la paroi muqueuse sans être, à aucun moment, apparents dans la lumière rectale.

Il faut bien noter que ce temps de sutures rectales n'est pas toujours utile. En effet, ce n'est pas le rectum qui est déchiré, mais l'anus, et, surtout, l'épais muscle volontaire qui l'entoure et qui n'est autre que le sphincter externe, le muscle de la continence anale ; comme l'a très justement fait remarquer Emmet dès 1873, c'est à la réparation et au rapprochement des deux extrémités écartées de ce muscle qu'il faut viser, car la condition du succès est le rétablissement de la fonction du muscle. Si donc la suture rectale ne nous intéresse guère dans la déchirure complète du périnée, les réflexions que nous émettions plus haut n'en sont pas moins importantes au point de vue des opérations restauratives de la région et en particulier, dans le cas de fistule recto-vaginale ; bien que

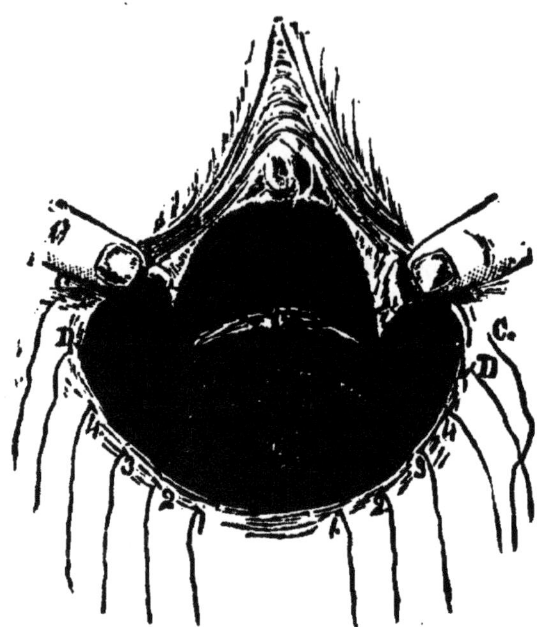

Fig. 1. — *Opération d'Emmet. Rupture incomplète du périnée. Périnéorrhaphie.*

nous n'ayons pas à aborder ce sujet ici, il est bon de rappeler que, dans les différents procédés qui consistent à suturer isolément le rectum et le vagin, il est de règle de placer des points *non perforants* au niveau du rectum sous peine de s'exposer à un échec.

Les procédés les plus fréquemment employés en France

pour réparer les déchirures du périnée sont ceux d'*Emmet* (fig. 1) et de *Lawson Tait* (fig. 2, p. 14) ; le premier est encore appelé procédé américain ou d'avivement ; le second, dit procédé anglais ou de dédoublement, a été modifié et perfectionné par Doléris et par Pozzi.

Dans le procédé d'Emmet, l'originalité ne réside pas tant dans la forme de la surface d'avivement que dans la manière de placer les fils. A peu près comme dans le procédé de Simon-Hegar, l'avivement a l'aspect d'un papillon aux ailes déployées ou d'une feuille de trèfle quand on est forcé de prolonger l'avivement médian sur la paroi vaginale postérieure pour rétrécir le vagin. Ce n'est plus une simple périnéorraphie, mais une colpo-périnéorraphie qu'on pratique pour combattre à la fois la déchirure périnéale (fig. 2) et le prolapsus vaginal. Il est bien rare en effet, lorsqu'il ne s'agit pas de sutures immédiates faites au moment de la déchirure, c'est-à-dire au moment de l'accouchement, qu'il n'existe pas, déjà, un certain degré de prolapsus vaginal, voire même de colpocèle antérieure qui nécessite elle-même une intervention spéciale. Après avoir circonscrit la surface d'avivement au bistouri, on incise la muqueuse vaginale et la peau du périnée aux ciseaux courbes. Ce procédé a l'avantage de supprimer le minimum d'étoffe et de réduire beaucoup l'hémorrhagie de l'avivement. On s'assure que toute la surface épithéliale et épidermique est excisée en constatant sur toute l'étendue de la zone d'avivement la formation d'une rosée sanglante qu'on modère par une irrigation continue à l'eau bouillie chaude. Ce premier temps terminé, les fils d'affrontement sont placés. On resserre d'abord la paroi vaginale postérieure par quelques points de catgut en surjet, puis on procède au placement des fils périnéaux. Ceux-ci sont des fils d'argent de moyen calibre. Le premier point, le plus inférieur, est particulièrement important puisqu'il est destiné à la restauration du sphincter externe de l'anus. C'est, je le répète, le mérite d'Emmet d'y avoir insisté. L'aiguille courbe d'Emmet (en faucille) pénètre dans la peau du périnée, en arrière et en dehors de la demi-circonférence postérieure de l'anus (ainsi que le chirurgien américain l'a lui-même bien spécifié), puis elle chemine dans la profondeur, de droite à gauche, en ramenant le plus de tissus possible sur la ligne médiane ; dans son ensemble, le trajet de l'aiguille décrit une courbe à concavité postéro-inférieure. Un doigt de la main gauche, garni d'un doigtier de caoutchouc, introduit dans le rectum, sert à guider la pointe de l'aiguille qui, à aucun moment, ne doit devenir apparente dans la lumière rectale. Ce premier point « anal » placé, on en dispose successivement, de bas en haut, une série qui ont pour but de restaurer le périnée. Ici encore l'aiguille est introduite de façon à comprendre, dans sa concavité, la plus grande quantité possible de tissus fibro-musculaires ; en un mot, se souvenant qu'au-dessous de la rupture cutanéo-muqueuse, il s'est fait une déchirure des tissus

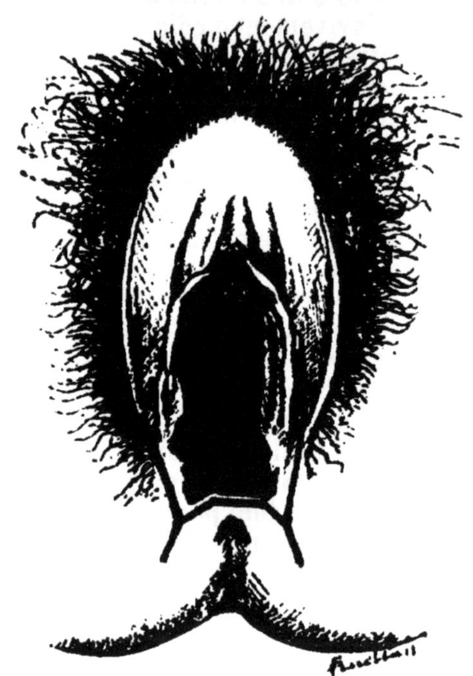

Fig. 2. — *Déchirure du périnée ; périnéorrhaphie, procédé de Lawson Tait. Tracé des incisions.*

musculo-fibreux du périnée et que le plancher périnéal ne peut être convenablement *restauré que si les fibres musculaires de la région, c'est-à-dire principalement les fibres du muscle releveur de l'anus, sont rapprochées et soudées sur la ligne médiane,* on s'efforce de faire cette restauration aussi complète que possible.

Pour être bien faite, cette opération exige une certaine expérience. Pour celui qui n'en a pas l'habitude, l'intervention est longue et laborieuse, aussi la plupart des chirurgiens préfèrent-ils l'opération plus simple de Lawson Tait. Il s'agit, dans le procédé anglais, d'une véritable autoplastie, l'avivement est obtenu par dédoublement des tissus périnéaux. Le chirurgien anglais trace au bistouri une incision en H irrégulière, c'est-à-dire que le trait transversal, qui correspond à la cloison recto-vaginale ou à ses débris, est beaucoup plus rapproché de l'extrémité postérieure que de l'extrémité antérieure des branches verticales (fig. 2). Celles-ci se dirigent latéralement en avant vers l'origine des petites lèvres et longent, en arrière, de chaque côté, l'anus. L'incision tracée, deux pinces érignes saisissent, en sens contraire, les deux lèvres de la section transversale et le dédoublement est effectué avec le bistouri, ou mieux à coups de ciseaux mousses, dans l'épaisseur de la cloison recto-vaginale, en s'efforçant de n'effondrer ni la paroi vaginale ni la paroi rectale ; lorsqu'on a ainsi pénétré à une profondeur de quelques centimètres sur la ligne médiane, le dédoublement du périnée est poursuivi sur les parties latérales, au niveau des branches verticales ; on taille ainsi, à coups de ciseaux, dans l'épaisseur du périnée et on obtient bientôt, dans l'ensemble, une large brèche qui sera comblée par affrontement et suture sur la ligne médiane des deux plaies latérales. La partie postérieure de la suture assure la restauration du sphincter de l'anus et la portion antérieure celle du plancher périnéal. Dans les déchirures incomplètes du périnée, sans division du sphincter externe de l'anus, on supprime la portion postérieure des incisions verticales et, dans son ensemble, le tracé a l'aspect d'un U ouvert en haut et en avant. — Le procédé de Doléris s'adresse aux déchirures incomplètes du périnée avec rectocèle ; il a pour but de refaire la fourchette et de resserrer la partie inférieure de la paroi postérieure du vagin ; sa description viendra mieux à propos plus loin. Pozzi, emploie une technique très comparable (fig. 3, p. 16) à celle de Lawson Tait; cependant les fils de suture sont placés d'une façon différente. Dans son procédé, Lawson Tait faisait sortir les fils dans la plaie près de la peau, tandis que, dans la technique de Pozzi, comme dans tous les procédés actuels, les fils sortent au niveau de la peau, à une certaine distance des bords de la plaie. Ces fils sont placés à la façon d'Emmet, avec l'aiguille de cet auteur, en cheminant sous la plaie. De plus Pozzi, avant de serrer ces fils, place un ou plusieurs plans de surjets au catgut qui ont pour but de renforcer encore la suture.

Tout dernièrement, Pierre Delbet, Proust et Duval ont proposé un procédé « anatomique » de périnéorrhaphie dont

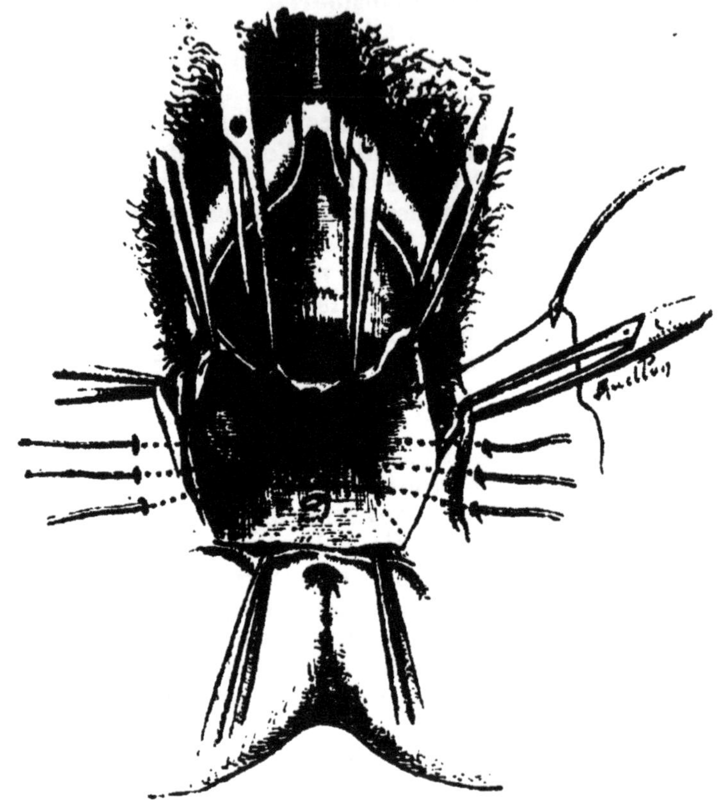

Fig. 3. — *Déchirure du périnée, procédé de Lawson Tait modifié par Pozzi*. Dédoublement achevé. Fils profonds en place, surjet commencé.

le point capital réside dans la recherche et l'isolement des bords des deux muscles releveurs de l'anus qu'on suture sur la région médiane. Ce procédé nécessite une dissection minutieuse et prolongée de la région périnéale profonde qui ne va pas sans un suintement sanguin abondant. Les résultats obtenus par ces auteurs sont encore trop peu nombreux, ou trop récents, pour qu'ils permettent de juger la méthode. Néanmoins, on peut faire remarquer que, dans toutes les bonnes techniques de périnéorrhaphie, on a la préoccupation de rapprocher les masses musculaires de la région sur la ligne médiane ; or ces masses musculaires sont principalement représentées par les releveurs de l'anus. L'originalité du procédé récemment proposé réside donc uniquement dans la *suture isolée* du bord interne de ces muscles. Il y a lieu de se demander si cette *suture isolée* vaut la suture en masse des procédés habituellement employés, dans lesquels les fibres musculaires sont renforcées par le tissu fibreux qui les environne. En règle générale, la suture musculaire isolée est mauvaise, car les fils manquent de point d'appui. C'est ainsi que, dans une cure de hernie épigastrique ou de hernie ombilicale, ou même dans une simple laparotomie, lorsqu'on ferme la paroi en rapprochant et suturant le bord interne des muscles grands droits sur la ligne médiane, il faut avoir grand soin de prendre la gaîne fibreuse avec le muscle, sous peine de voir le fil couper le tissu musculaire et la suture échouer. Au reste, les procédés anciens bien employés ont fait leurs preuves et peut-être n'est-il pas nécessaire de mettre en usage une nouvelle technique, élégante à coup sûr, mais plus compliquée, entraînant une opération plus longue, plus pénible et plus hémorrhagique.

Une des conditions principales de succès dans la périnéorrhaphie réside dans la préparation de la malade et dans la surveillance attentive de la suture pendant les premiers jours qui suivent l'opération. La malade sera purgée deux ou trois jours de suite de façon à obtenir une évacuation complète de l'intestin. Tout ce travail de purgation sera terminé l'avant-veille de l'opération et, à partir de ce moment, la malade sera soumise à une alimentation légère : le régime lacté, les œufs, en formeront la majeure partie. La veille de l'opération, la malade est constipée par des pilules d'opium à la dose de 3 à 4 centigr. par jour ; l'opium est continué le jour de l'opération et les deux jours qui suivent, surtout s'il y a quelque menace de garde robes. Je n'insiste pas sur la désinfection soignée du vagin, du rectum et du périnée au moment de l'opération. Sitôt que la malade est reportée dans son lit, les jambes sont maintenues au contact par une serviette nouée au-dessus des genoux ; les jarrets sont soutenus par un traversin. Les urines sont évacuées par un sondage fait, régulièrement, 3 ou 4 fois

Fig. 4. — Suture d'une déchirure complète du périnée. *Application de la suture périnéale.* On voit en haut les sutures vaginales. Il est important de noter la direction de l'aiguille. Elle est enfoncée près du bord de la plaie périnéale et perpendiculairement à ce bord, s'enfonce légèrement en dehors, puis chemine profondément sous toute l'épaisseur de la plaie pour ressortir du côté opposé. Dans le fond de la plaie on aperçoit les nœuds des sutures profondes au catgut.

---

par jour, ou bien on laisse une sonde à demeure pendant tout le temps que les fils sont en place.

Pendant les premiers jours les malades sont soumises à une diète relative. Au 4ᵉ jour, on favorise une garde-robe en donnant un lavement. Toutefois, si on a affaire à une déchirure complète, il est préférable de laisser la malade constipée pendant au moins dix jours, et la première garde-robe doit être rendue liquide par un ou deux lavements.

Chaque jour, la ligne de suture périnéale est soigneusement asséchée et recouverte de gaze stérilisée, puis de coton. De même, on renouvelle quotidiennement le petit tampon de gaze stérilisée ou mieux de gaze iodoformée, placé à la vulve, à l'entrée du vagin, pour absorber le léger suintement vaginal à peu près inévitable.

Grâce à toutes ces précautions, la cicatrisation se fait rapidement et, au 9ᵉ jour, on enlève les fils d'argent placés au périnée. Quinze jours de lit sont encore indispensables pour consolider la cicatrice périnéale.]

La restauration des **déchirures complètes cicatrisées du périnée** offre, avec le traitement des déchirures récentes, cette seule différence que l'on emploie plus de temps pour préparer la patiente et qu'il faut aviver la plaie. L'avivement de la plaie reproduit la forme de papillon figurée sur la planche I. Il faut veiller attentivement à l'isolement des muscles. La suture et le traitement consécutif sont les mêmes. La malade peut se lever au bout de deux ou trois semaines.

Le délai minimum qui convient pour opérer après l'accouchement est de six semaines. Les femmes qui ne nourrissent pas se lèvent après les premières règles qui reviennent au bout de ce temps.

La *réunion par sutures* d'une déchirure périnéale qui bourgeonne réussit plus communément qu'on ne saurait le penser. Toutefois, on peut redouter d'alarmantes apparitions

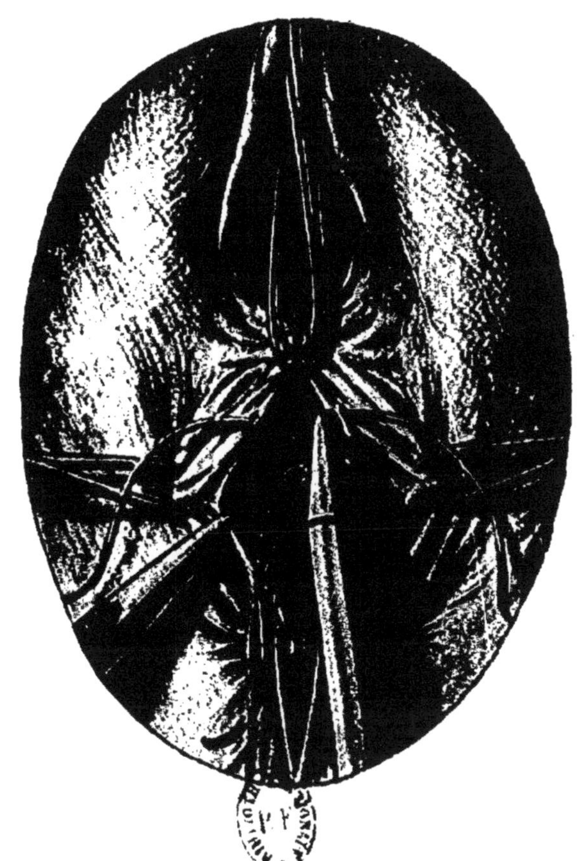

Fig. 4. — Suture d'une déchirure complète du périnée.

de fièvre dues, soit à la résorption qui se produit à la surface de la plaie avivée et préparée avec les ciseaux, soit à la formation d'abcès, qu'à la vérité j'ai toujours vu s'ouvrir par une petite fistule, puis guérir franchement.

Le *résultat final* doit être la reconstitution d'un périnée non seulement suffisamment haut, mais encore suffisamment étoffé (fig. 4).

2. Suture de la déchirure incomplète du périnée.

Dans les cas de déchirures incomplètes du périnée, la disposition des sutures vaginales et périnéales est semblable à celle décrite pour les ruptures complètes du périnée.

Ici aussi, dans le cas d'une large rupture, les sutures devront comprendre une notable épaisseur de tissus. Il n'est pas nécessaire qu'elles soient par trop nombreuses, car on ne saurait, sans présomption, tabler sur la résorption du suintement sanguin. On doit particulièrement soigner la suture des *pertes de substance de la fosse naviculaire*, qui peuvent coexister avec des téguments périnéaux restés intacts.

Les *soins consécutifs* sont ceux déjà décrits.

La conduite à tenir pour l'*avivement*, dans les cas de *ruptures périnéales incomplètes et cicatrisées* est la même que celle usitée dans les *périnéoplasties* pour déchirures récentes (voy. fig. 5 à 15).

Il est rare de trouver de larges déchirures médianes : généralement elles siègent latéralement par rapport à la colonne vaginale postérieure. Aussi *Küstner* insiste-t-il sur l'importance des avivements *latéraux* pour le succès de la

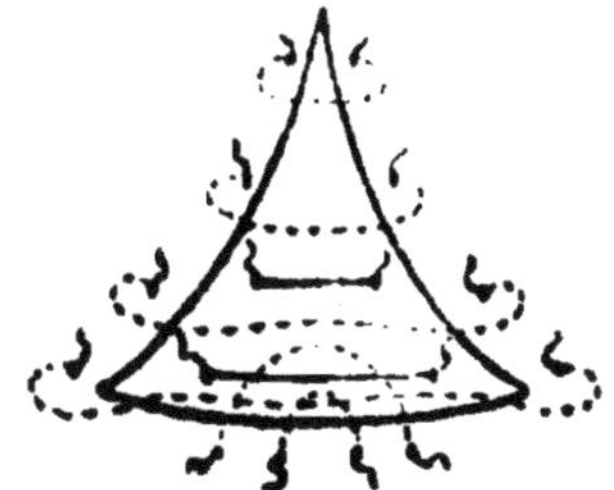

Fig. 5.— Colpopérinéorrhaphie d'Hegar avec 2 sutures profondes.

Fig. 6.—Colpopérinéorrhaphie de Fritsch.

cicatrisation, alors que, primitivement, l'on n'employait que des avivements médians ou symétriques. qui sont, au reste, encore usités.

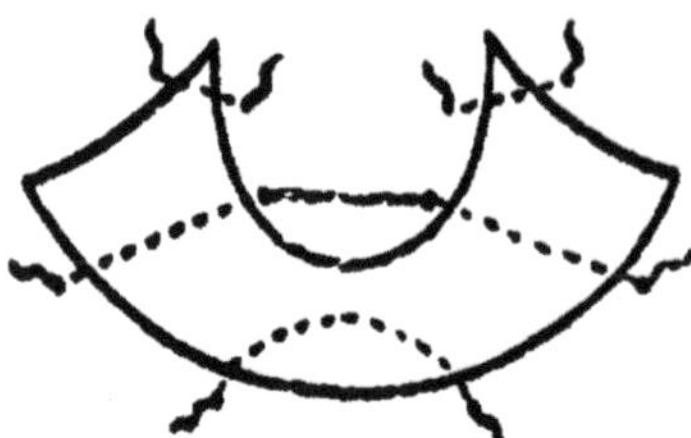

Fig. 7. — Périnéoplastie de Bischoff.

Les principes de ces dernières méthodes sont les suivants :

a) *Avivements symétriques, médians*, sans égard à la colonne vaginale postérieure (méthodes de *Fritsch, Hegar, Simon*).

b) Procédé analogue avec conservation de la colonne vaginale postérieure (méthodes de *Bischoff, Freund, A. Martin, von Winckel*).

Dans ces deux genres de procédés, une hauteur suffisante des avivements permet d'arriver à la coarctation du vagin : colpopérinéorrhaphie ou simple périnéoplastie.

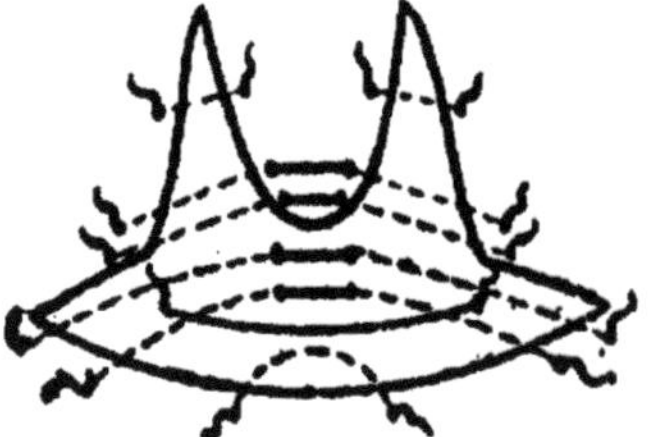

Fig. 9. — Colpopérinéorrhaphie de Freund.

c) Avivements avec *conservation des lambeaux* disséqués : (autoplastie à lambeaux d'après les procédés de *Lawson Tait, Sanger*) : et procédés par incisions simples (*Fritsch, Küstner*).

Suivant la profondeur à laquelle on aura été, d'avant en arrière dans le vagin, et latéralement sur les petites lèvres, on aura un périnée large ou étroit, haut ou bas. C'est ainsi par exemple, qu'un périnée haut et étroit peut suffire, s'il subsiste des parois vaginales tendues avec des organes génitaux internes en position normale, alors que le vestibule bâille, et que, par suite, les tissus sont

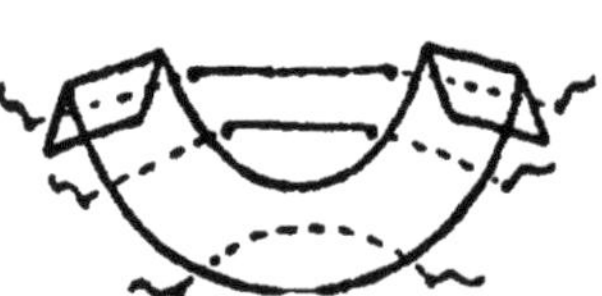

Fig. 10. — Périnéauxesis de V. Winckel.

atteints, au contact de l'air, d'inflammation catarrhale ; cette conduite est à recommander surtout chez les jeunes femmes qui seront appelées ultérieurement à accoucher encore (méthode de *von Winckel*).

Nous étudierons plus loin le *Colpopérineauxesis de Hegar* (appartenant au groupe a), car ce procédé intéresse sur une grande hauteur la paroi vaginale, et n'est exécutable qu'avec des instruments permettant d'opérer à ciel ouvert (fig. 5).

Au groupe b) appartient la *colpopérinéoplastie* de *Bischoff* représentée fig. 7, qui se rapproche de celle de Freund.

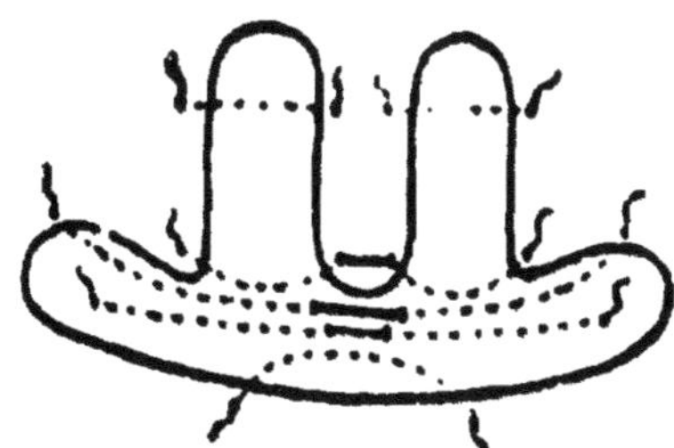

Fig. 11. — Colpopérinéorrhaphie postérieure de A Martin et périnéauxesis avec une suture profonde.

On dissèque un lambeau de la façon suivante : une première incision circonscrit, dans le vagin, un lambeau en forme de langue, de 2 à 3 cm. de large : une seconde incision, concentrique à la première, passe au point où se trouvait la fourchette vulvaire ; latéralement, cette seconde incision monte un peu plus haut, atteignant presque ou tout à fait les petites lèvres, les points terminaux de cette courbe sont réunis par des incisions en droite ligne aux extrémités de l'incision vaginale. De la sorte, après dissection du lambeau compris entre les incisions se trouve

Fig. 12. — *Tracé des incisions pour le dédoublement* d'après *Lawson-Tait et Sänger.*

réalisée la figure 8. Chacun des deux triangles latéraux est réuni séparément ; il en résulte un plissement latéral. Des fils sont ensuite passés, de façon à appliquer l'extrémité du raphé périnéal contre la pointe du lambeau vaginal et à appliquer, les uns contre les autres, les points symétriques de la surface d'avivement, ainsi qu'on peut le voir dans la fig. 8.

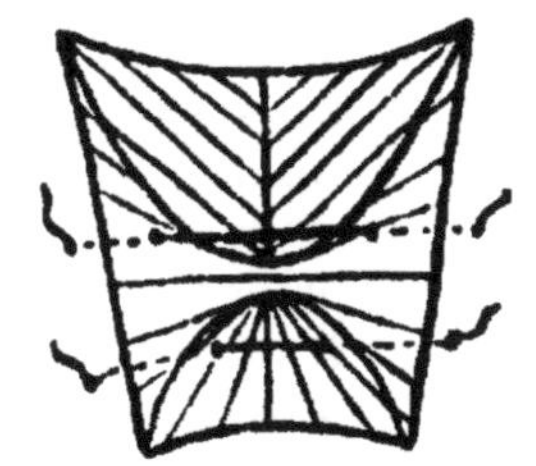

Fig. 13. — *Placement des sutures après le dédoublement.*

Le tracé des incisions dans le procédé de *Freund* (fig. 9) est analogue ; mais, ici, les triangles latéraux d'avivement sont poussés plus loin dans le vagin et de chaque côté de la colonne vaginale.

Fig. 8. — Périnéoplastie d'après Bischoff (voy. fig. 7). *Pose des sutures.* — Les extrémités supérieures de l'avivement sont érignées ; elles sont réunies séparément, alors que le reste est suturé par des fils, partant de la peau périnéale, passant sous la surface cruentée, réapparaissant dans le vagin, pénétrant de nouveau sous la surface d'avivement du côté opposé, pour réapparaître sur la peau périnéale. De la sorte, une fois les fils noués, les deux moitiés symétriques de l'avivement viendront s'appliquer l'une sur l'autre. Chaque fil devra apparaître sur un petit espace dans la plaie : une fois les nœuds serrés, la profondeur de la plaie se trouvera diminuée d'autant. Les bords des incisions doivent être légèrement disséqués. Les nœuds ne sont faits qu'après la pose de tous les fils afin d'obtenir une réunion symétrique.

Pour nous, nous préférons le tracé de *Bischoff*, mais plus étroit, et plus allongé latéralement, sans prolongements triangulaires (fig. 10). Aussi traçons-nous un avivement arqué comprenant la commissure postérieure du vestibule. Les moitiés latérales de cette figure sont appliquées l'une contre l'autre ; à cet effet, chaque fil, enfoncé dans la peau périnéale, passe sous la surface cruentée, reparaît dans le vagin, s'enfonce à nouveau sous le bord vaginal de l'autre moitié de l'avivement, chemine sous cette région pour finalement ressortir à travers la peau périnéale. De la sorte on obtient une réunion en forme de ⊥. L'inventeur de ce procédé, *von Winckel*, suture en outre, au-dessus de l'extrémité supérieure de la ligne de réunion, deux lambeaux écourtés, provenant de l'avivement de chacune des deux moitiés. Il ne peut évidemment résulter de l'emploi de ce procédé qu'une périnéoplastie pure, au sens le plus exclusif du mot.

A. Martin après avoir fait un avivement commissural, y ajoute deux prolongements en forme de doigts, parallèles à la colonne postérieure, remontant aussi haut qu'on le désire, dans le vagin ; et deux prolongements latéraux. Il suture séparément chacun des deux prolongements vaginaux ; les prolongements latéraux, et la zone commissurale qui les réunit, sont suturés comme dans les autres procédés (v. fig. 11).

Le principe des périnéoplasties *à lambeau et à dédoublement* du groupe *c*, consiste à économiser le plus possible l'étoffe périnéale, en séparant les uns des autres les tissus anormalement soudés entre eux. *Lawson-Tait et Sänger* le faisaient en décollant l'un de l'autre le vagin et le rectum

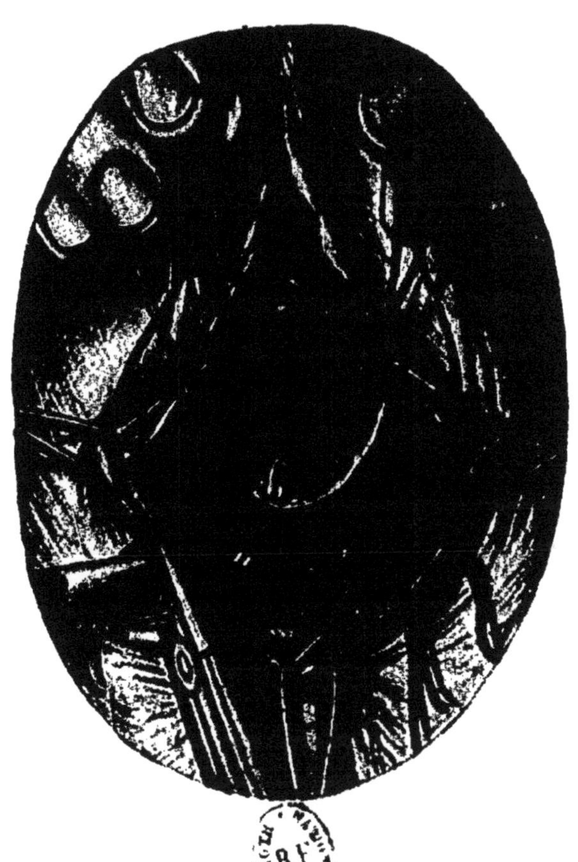

Fig. 8. — Périnéoplastie d'après Bischoff. Pose des sutures.

par une incision transversale, menée dans la région de la cicatrice, créant de la sorte un avivement entre ces deux organes. Aux deux extrémités de l'incision transversale, ils en menaient deux autres perpendiculaires, se dirigeant en haut vers les lèvres, en bas vers l'anus, de façon à donner au dédoublement l'aspect de deux lambeaux quadrangulaires (fig. 12). Les sutures profondes et superficielles, réunissant les parois latérales de l'excavation ainsi créée, sont placées transversalement (fig. 13).

Fritsch fend transversalement, de la même façon, sans faire les incisions complémentaires verticales ; mais, plaçant des érignes sur les lèvres vaginale et anale de la section transversale, il la transforme en fente longitudinale ; de telle sorte qu'une fois les sutures profondes et superficielles placées transversalement, on obtient, sans avoir sacrifié de tissus, un périnée très haut.

Toutes ces opérations sont exécutées dans la position de la taille périnéale (dorso-sacrée). Une fois l'incision initiale faite avec le bistouri, la dissection est poursuivie, de bas en haut, avec les ciseaux, dont l'emploi diminue le suintement sanguin opératoire. Les lambeaux doivent être intacts et non troués, de telle sorte qu'il ne reste, sur la surface cruentée, aucun îlot épithélial. Les sutures sont placées transversalement : les aiguilles doivent embrasser une notable épaisseur de tissus, et cheminer sous toute l'étendue de la surface cruentée, de façon qu'il ne reste aucun espace mort. Les points de suture doivent être espacés l'un de l'autre d'environ un demi-centimètre. Il est bon d'opérer avec anesthésie complète.

3. De l'Episiotomie.

Pour parer à la production d'une profonde déchirure périnéale, ou pour faciliter la sortie de la tête d'un enfant dont la vie est menacée, on peut être amené à faire une incision plus ou moins profonde, partant du vestibule du vagin, et se dirigeant entre l'anus et la tubérosité ischiatique. Cette incision peut même aller, en profondeur, jusqu'à la section du muscle releveur de l'anus. Dans ce cas, il faudra avoir soin, par des points de catgut profonds, de réunir ce muscle, comme aussi le bulbo-caverneux. Par suite de la rétraction des releveurs, le champ de l'incision devient plus profond et la plaie affecte une forme rhomboïdale.

Fig. 14. — Périnéoplastie par dédoublement, d'après Fritsch. *Séparation recto-vaginale après incision transversale.*

Fig. 15. — Périnéoplastie par décollement, d'après Fritsch. *Placement des sutures transversales,* après que, par traction au moyen de tire-balles, la fente transversale a été transformée en fente verticale. Les sutures profondes sont visibles.

---

4. Extirpation de la région vulvaire ou de l'hymen.

Cette question se pose dans les cas de néoplasies malignes, de kraurosis, de prurit rebelle, avec ou sans folliculite hypertrophiante des lèvres, enfin de vaginisme. En cas de néoplasme, l'incision doit se tenir à au moins 1 cm. 1/2 des limites apparentes du mal. L'étendue de l'exérèse est subordonnée à la configuration de la néoplasie, ou encore à celle des organes atteints. Quand on extirpe des hymens hyperesthésiques, on doit veiller à ce que les limites de la plaie restent loin de l'urèthre ; on veillera aussi à ne pas rétrécir le calibre uréthral au moment où on serre les fils.

Les sutures seront faites au catgut, à l'aide d'aiguilles fines ; on devra particulièrement veiller aux sutures dans la région clitoridienne et uréthrale (hémostase soignée); on saupoudrera la plaie avec une poudre antiseptique siccative. Ces opérations exigent une anesthésie complète.

La dilatation de l'urèthre sera traitée dans le chapitre consacré à l'étude de l'extraction des corps étrangers par la colpocystotomie.

5. Opérations contre l'incontinence d'urine.

L'opération de *Gersuny* consiste dans une torsion de l'urèthre, préalablement disséqué, de 180 à 360° ; le canal, ainsi tordu, est fixé dans cette situation par des sutures. Dans deux cas, l'auteur a obtenu de bons résultats par l'opération de Ziegenspeck : rétrécissement du muscle sphincter interne de l'urèthre (opération combinée une fois avec une colporraphie antérieure). Après libération de la paroi postérieure de l'urèthre, et dissection minutieuse des fibres musculaires, on constitue à l'aide de ces fibres une valve dans un plan sagittal, et quelques points de sutures fixent les fibres dans cette situation. Une fois cette valve constituée, on rétrécit la muqueuse de « l'introitus vaginal », ce

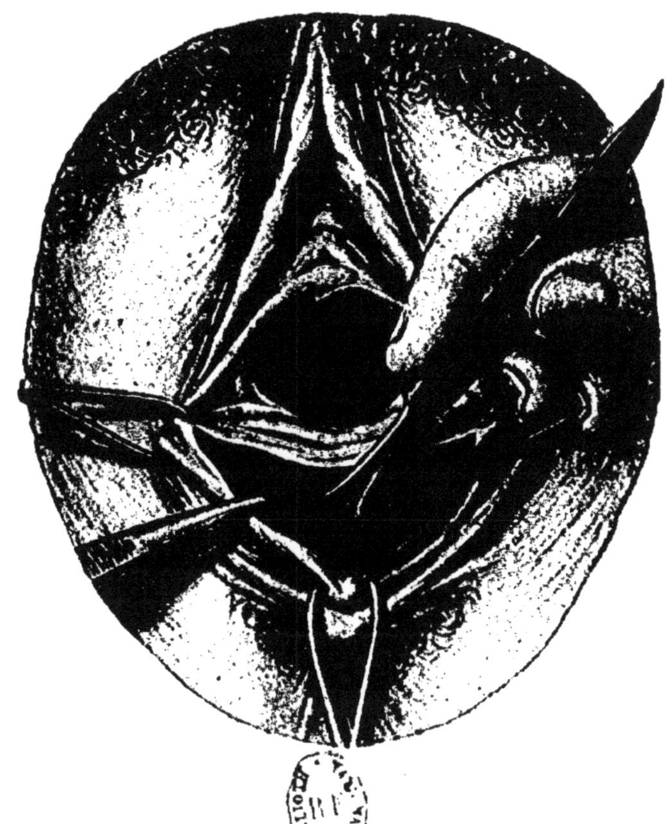

Fig. 14. — Périnéoplastie par dédoublement, d'après Fritsch.

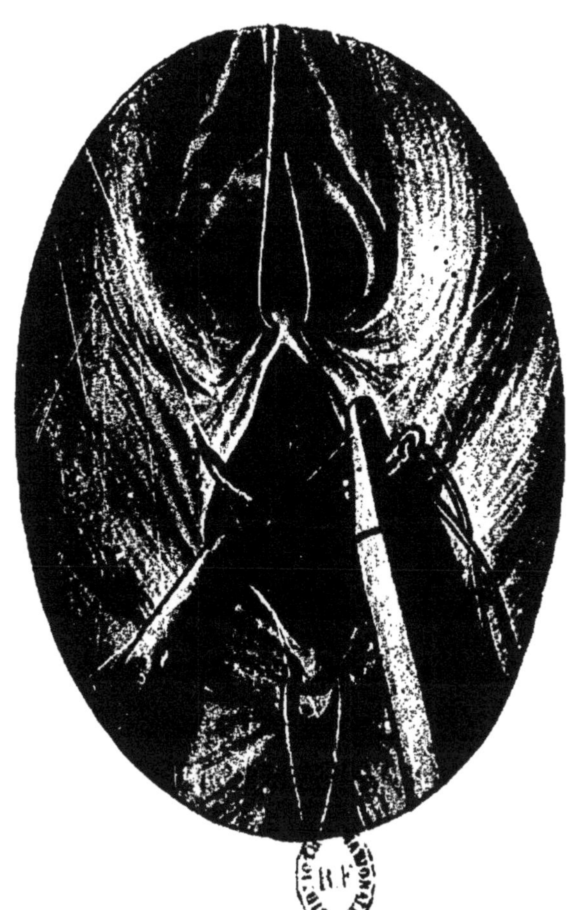

Fig. 15. — Périnéoplastie par décollement, d'après Fritsch.

qui fait qu'on aura plus tard à ce niveau une ligne cicatricielle solide. Un crin de Florence, qui réunit les lèvres de la muqueuse vaginale, traverse la valvule sphinctérienne artificielle. Une sonde uréthrale à demeure pendant l'opération, indique le degré de sténose obtenu.

Note additionnelle

[Il semble bien évident que si l'incontinence est liée au relâchement des tissus, comme par exemple dans les cas de déchirures périnéales, avec ou sans cystocèle, une colporraphie antérieure, portant sur la muqueuse vaginale sousuréthrale aura toutes chances de remédier à l'infirmité. Si, au contraire, le canal est, pour une raison quelconque, modifié dans son calibre, sa forme, sa direction, les opérations directes et en particulier celle de Gersuny sont tout à fait indiquées].

6. Résection de l'urètre.

La résection de l'urètre est indiquée dans les cas de prolapsus de la muqueuse uréthrale, de polypes uréthraux ou de tumeurs.

Pour l'exécuter, on circonscrit avec le bistouri la demi-circonférence inférieure du méat [Les polypes uréthraux sont effectivement implantés le plus souvent sur la paroi postérieure du canal]. On sectionne ensuite, de chaque côté, la muqueuse, d'avant en arrière, et on prolonge cette excision en arrière, de façon à ce que la plaie prenne un aspect triangulaire. Les lèvres de la plaie sont réunies par des sutures fines. On fixe pendant l'opération, par deux érignes, l'embouchure de l'urèthre.

[Parfois les végétations ou les polypes remontent très haut dans le canal, jusqu'à l'orifice vésical. Ils ne sauraient alors être enlevés que par l'uréthrotomie externe pratiquée sur la paroi inférieure de l'urèthre, ou sur sa paroi supérieure (Legueu), après libération et abaissement du conduit].

II

OPÉRATIONS QUI SE PRATIQUENT APRÈS SIMPLE ÉCARTEMENT DES PAROIS VAGINALES

Le vagin est accessible à l'inspection dans toute sa longueur. Mais, pour cela, il faut y introduire soit un miroir en verre ou en métal de forme tubulaire, soit un speculum bivalve (dérivé du speculum Cusco), soit encore un speculum « en gouttière », qui déprime la paroi postérieure du vagin (*Simon, Marion-Sims, A. Martin*), et qu'on peut fixer à l'aide de deux leviers latéraux. Pour les opérations on se sert de ces derniers speculums. [En France les valves seules sont usitées pour l'immense majorité des opérations vaginales, le speculum étant réservé aux pansements très simples]. Quant aux parois antérieure et latérales, on les met en évidence en les étalant au moyen d'érignes placées, tantôt directement sur elles, tantôt sur l'une des lèvres du col. La découverte du champ opératoire doit être très exactement faite ; l'inspection de la région ne doit pas être gênée par des plis, des poches, ou des anfractuosités.

ANATOMIE TOPOGRAPHIQUE ET OPERATOIRE DU VAGIN ET DE LA « PORTIO VAGINALIS »

Par l'introduction du speculum, on écarte d'abord le « diaphragme pelvien », décrit plus haut ; puis, plus loin, on déprime l'ampoule rectale. De ce fait, la paroi antérieure du vagin s'abaisse avec la vessie, qui s'appuie sur cette paroi. La *cloison recto-vaginale* est formée par un tissu conjonctif lâche, compris entre les deux couches musculaires du rectum et du vagin, et qui, *à la hauteur de l'ampoule rectale*, a à peine un centimètre d'épaisseur. Le *fascia recto-vaginal* s'étend entre le tissu conjonctif de la paroi recto-vaginale et la couche des fibres musculaires longitudinales du rectum, depuis le fond de l'excavation recto-utérine et recto-vaginale, jusqu'au diaphragme pelvien. La couche musculaire interne du rectum est circulaire. Dans la paroi vaginale on distingue la même disposition des couches musculaires. Plus haut s'insinue entre le rectum et le vagin, le *cul de sac péritonéal de Douglas* (excavation recto-utérine et recto-vaginale). Le cul de sac, qui contient quelquefois l'ovaire, la trompe ou des anses de l'intestin grêle, s'étale en bas et en avant, sur une longueur de 1 à 2 centim., sur la paroi postérieure du vagin, et, plus en arrière, sur le tiers inférieur de la portion pelvienne du rectum, au niveau de la valvule muqueuse de Kohlrausch (la plus inférieure), qui se trouve à la hauteur du cul de sac postérieur du vagin.

Entre la paroi musculaire de la vessie et la paroi vaginale antérieure, s'étale le *fascia vésico-vaginal*. Le tissu conjonctif de la cloison devient *d'autant plus lâche*, qu'on s'approche davantage du col de l'utérus, c'est-à-dire du cul de sac antérieur du vagin ; de ce fait, la séparation entre la vessie et le vagin est très facile à ce niveau. La partie de la vessie qui est en rapport avec le vagin, à ce niveau, est le trigone de Lieutaud.

Les uretères, après avoir pris dans la cloison vésico-vaginale une direction convergente, s'ouvrent dans la vessie, un peu au-dessous du niveau vaginal de l'orifice utérin. Les uretères ont une gaine propre ; ils plongent dans le tissu lâche de la cloison recto-vaginale, appliqués contre la paroi vaginale, à la hauteur de la lèvre antérieure du col : ils sont facilemement mobilisables à ce niveau.

Un riche plexus veineux parcourt le tissu paravaginal.

La lumière du vagin prend la forme d'un H à mi-hauteur environ du canal ; plus haut par suite de la pénétration du col, la lumière a une forme arrondie. La paroi de la voûte vaginale antérieure est très mince ; celle de la voûte postérieure est épaisse. Celle-ci est formée, en grande partie, de tissu conjonctif, traversé de quelques fibres musculaires, et de nombreuses fibres élastiques ; ces dernières sont disposées autour de l'orifice utérin sous forme d'un sphincter. La structure du fond du vagin, de même que son revêtement épithélial, rappellent en tout la structure des parois du vagin.

L'opération la plus fréquemment pratiquée sur le vagin est la :

Planche III. — Colpopérinéorrhaphie avec rétrofixation du col, d'après Hegar-Sænger. *Ouverture du cul de sac de Douglas, après avivement triangulaire de la paroi postérieure du vagin.* Le déplissement se fait en tirant sur une pince de Museux, fixée dans la lèvre postérieure du col : les côtés latéraux de la plaie sont tendus à l'aide de pinces tire-balles.

Planche IV. — Colpopérinéorrhaphie avec rétrofixation du col, d'après Hegar-Sænger. *Le cul de sac de Douglas est ouvert.* Vue d'ensemble sur la plaie de la paroi vaginale postérieure.

Planche V. — Colpopérinéorrhaphie avec rétrofixation du col *d'après Hegar-Sänger. Pose des sutures de fixation.* — Le catgut après avoir traversé le périmétrium, c'est-à-dire la paroi antérieure du Douglas, traverse la séreuse de la paroi postérieure de ce cul de sac (sacrum, rectum), de façon à rétrécir, une fois serré, l'excavation recto-utérine.

Planche VI. — Colpopérinéorrhaphie avec rétrofixation du col *d'après Hegar-Sänger.* — Pose de la suture en bourse sur le Douglas. On voit dans la profondeur la dernière suture de fixation.

Planche VII. — Colpopérinéorrhaphie avec rétrofixation du col *d'après Hegar-Sänger. Pose des sutures perdues dans le cul de sac postérieur.* — Ces sutures à points séparés, qui ont pour but de fermer la plaie vaginale, peuvent prendre la séreuse en même temps que les lèvres de la plaie.

Planche VIII. — Colpopérinéorrhaphie avec rétrofixation du col *d'après Hegar-Sänger. Pose des sutures perdues à la partie moyenne du vagin pour le refoulement de la rectocèle.* — On voit, des deux côtés, les deux lambeaux de muqueuse obtenus par l'avivement et non encore sectionnés. Pour éviter de blesser le rectum on y a introduit une grosse sonde.

Fig. 16. — Colpopérinéorrhaphie avec rétrofixation du col, *d'après Hegar Sänger. Pose des sutures à points séparés, après ablation du lambeau vagino-périnéal.* Les sutures pénètrent et sortent au delà des bords de la plaie. Les autres sutures se font de la façon indiquée dans la planche 2.

---

1. Colporrhaphie postérieure, ou plutôt la colpopérinéorrhaphie (périnéauxesis).

La méthode la plus répandue est celle de *Hegar*; elle consiste dans l'avivement triangulaire de la cicatrice périnéale et du vagin, de manière à ce que la commissure postérieure du vestibule représente la base d'un triangle dont les deux

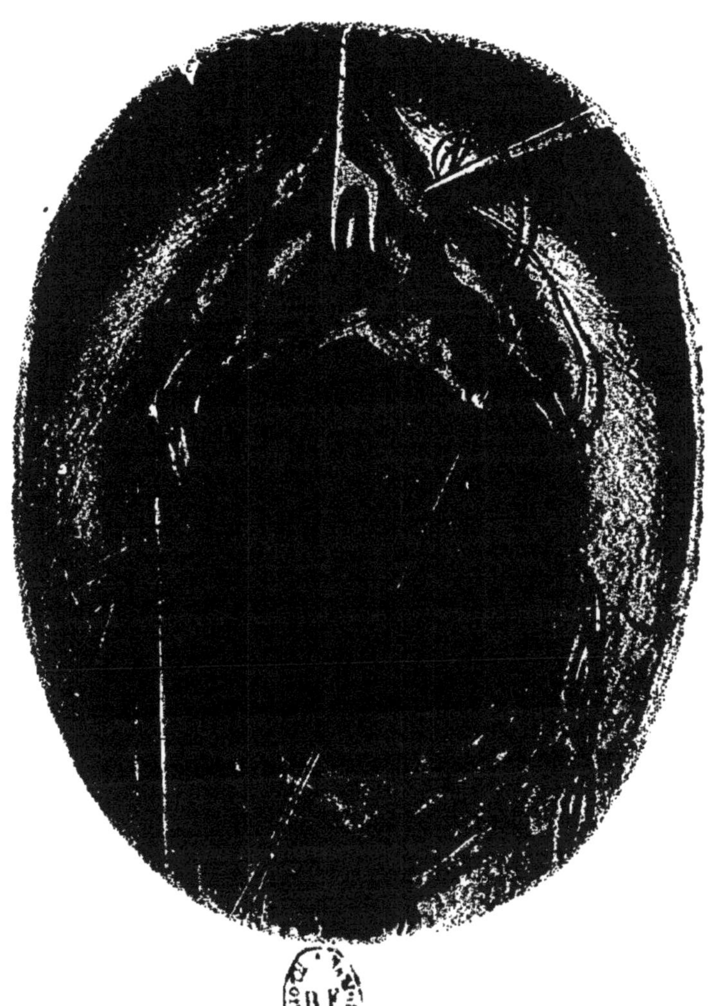

Fig. 16. — Colpopérinéorrhaphie avec rétrofixation du col,
d'après Hégar Sänger.

côtés latéraux se prolongent en haut sur le vagin, et dont le sommet arrive au tiers supérieur de cet organe. *Sänger* a combiné cette opération avec celle de *Frommel,* qui consiste dans la fixation du col, en haut et en arrière, après fermeture du Douglas : pour cela, une fois l'avivement obtenu, il perfore le sommet du triangle, et pénètre ainsi directement dans le Douglas. Cette combinaison d'autoplastie périnéale, de rétrécissement du vagin, et de rétrofixation séro-séreuse du col, est représentée sur les planches 3 à 8.

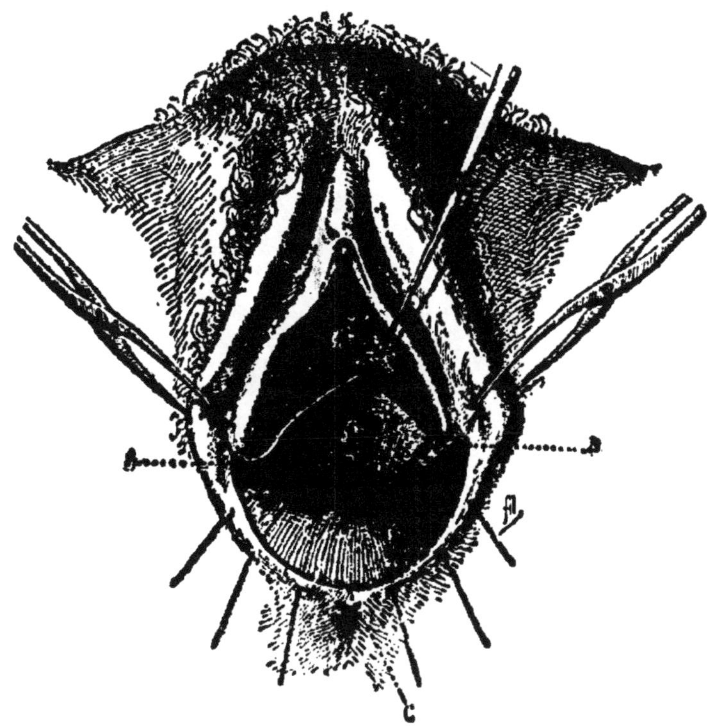

Fig. 17. — *Colpopérinéoplastie par glissement* (*Procédé de Doléris*) Disposition des fils (Pozzi).

Note additionnelle.

[L'opération de Hegar Sänger-Frommel n'est guère usitée en France. Nous pouvons y sérier trois actes opératoires : colporraphie postérieure, rétrofixation du col, oblitération du Douglas. L'oblitération du Douglas, qui a été préconisée par Freund, avec une technique plus compliquée, ne saurait s'adresser logiquement qu'aux cas de rétroflexion grave avec grand développement congénital ou acquis du cul de sac recto-utérin et, dans ces cas, l'hystéropexie abdominale combinée avec la colporrhaphie postérieure semble beaucoup plus indiquée. Pour ce qui est de la rétrofixation du col,

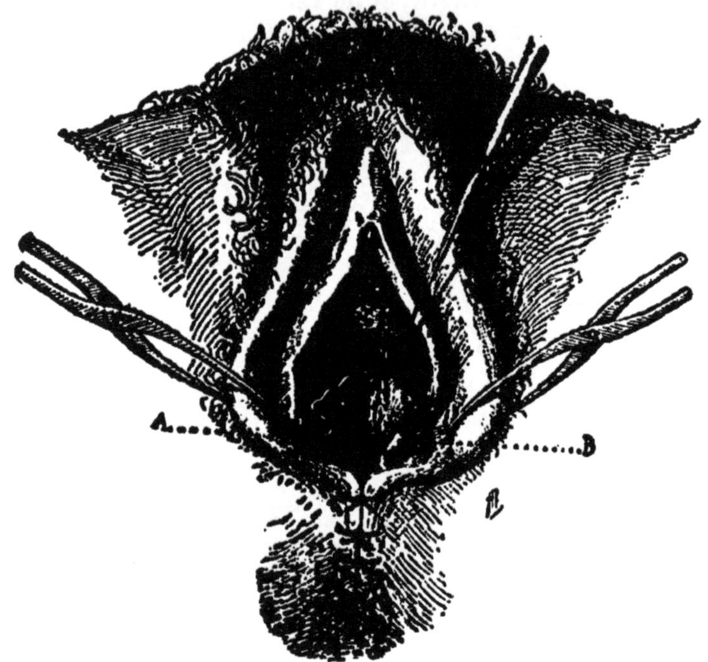

Fig. 18. — *Colpopérinéoplastie par glissement.*
Les fils sont serrés.

elle est aujourd'hui à peu près délaissée. Nous pourrions presque en dire autant des procédés de vagino-fixation antérieure qui ont cependant eu une vogue moins passagère. Qu'il s'agisse effectivement de fixer le vagin au col, ou le col au vagin, on ne saurait tabler sur des résultats durables étant donnée la mobilité de l'organe fixateur.

Un des procédés de colpopérinéoplastie les plus usités est celui de *Doléris*, applicable aux cas où, la vulve étant béante, il y a tendance marquée au prolapsus vaginal, avec ou sans rupture incomplète du périnée. Voici, résumée très sommairement, la technique de cette élégante intervention. Incision courbe, sur la fourchette, à la limite de la peau et de la muqueuse (fig. 17). La lèvre muqueuse de l'incision est légèrement disséquée, puis le doigt sépare, en dédoublant le septum, la paroi vaginale de la paroi rectale. Ce dédoublement est poussé jusqu'au point destiné à limiter la perte de substance que doit subir la paroi vaginale qui doit être attirée hors de la vulve et réséquée, tandis qu'on affrontera un point propice de cette paroi avec l'incision première. La suture périnéale s'effectue avec trois gros crins de Florence ou trois fils d'argent. Le premier fil est le plus rapproché de l'anus, l'aiguille pénètre latéralement à gauche de l'anus, chemine profondément dans les tissus, vient accrocher le lambeau vaginal, tout près du point extrême de décollement, puis suit un chemin inverse qui la ramène sur le côté droit de l'anus. Ce premier fil est destiné (fig. 17) à ramener la paroi vaginale vers la commissure vulvaire, en même temps qu'il sert à affronter les bords opposés de la lèvre cutanée de l'incision. Le second et le troisième fils sont placés, de même, un peu plus en dehors du premier. On résèque l'excédent de la paroi vaginale qui déborde la fourchette reconstituée et l'on réunit les deux lèvres, muqueuse et peau].

Mais ici, je ne décrirai que l'opération de *Hegar dite colpopérinéauxesis.*

La région opératoire bien mise en évidence, on dessine, par deux incisions, les deux côtés latéraux du triangle depuis le sommet jusqu'à l'insertion des petites lèvres. Les deux côtés sont réunis par l'incision bien connue en arc convexe, qui suit la commissure du vestibule.

Le lambeau est préparé en partie avec les ciseaux, en partie par simple arrachement de dehors en dedans. On devra faire attention à la minceur de la cloison recto-vaginale. Les sutures à points séparés, — au catgut, au niveau du vagin, — à l'aide de fils non résorbables et qui ne ne se laissent pas infiltrer, au niveau du périnée, — réunissant les lèvres de la plaie et le tissu conjonctif, devront être faites avec les précautions indiquées pour la restauration du périnée.

Il n'est pas indiqué de rétrécir le cul de sac vaginal postérieur, qui doit servir de « recessus » à la portion vaginale du col ; mais

Fig. 19. — Colporrhaphie antérieure (en λ). *Pose des sutures.*
Les deux queues sont réunies à part ; puis on rapproche les bords
de la partie supérieure de la plaie, une des sutures prend les deux
queues de l'λ à la fois. L'avivement ne doit pas arriver en haut
jusqu'au cul de sac.

---

on doit rétrécir immédiatement au-dessous de lui. L'auteur a
remarqué que le rétrécissement *latéral* de la voûte du vagin, avec
suspension *latérale* et fixation haute du col, est d'une très grande
efficacité. Dans les cas de prolapsus utérin, cette opération a réussi
là où la vésico-fixation avec simple colpopérinéorrhaphie n'avait
produit aucune amélioration. Le rétrécissement simple de la paroi
vaginale postérieure sans périnéorrhaphie, est indiqué beaucoup
plus rarement. On le pratique dans certains cas d'élythrocèle ou de
rectoèle, avec hernie de l'intestin, des ovaires, ou des trompes.

2. Colporrhaphie postérieure.

L'avivement a la forme d'un λ renversé, et la réunion
se fait de façon à conserver, après rapprochement, la même
forme (voy. fig. 19).

Sur la paroi antérieure du vagin on pratique, en cas de
cystocèle, la :

3. Colporrhaphie antérieure.

Le rétrécissement de la paroi antérieure du vagin est bien
plus rarement indiqué que la colporrhaphie postérieure. En
effet, le prolapsus de la paroi antérieure du vagin n'est
qu'un phénomène secondaire à l'insuffisance du périnée.
Aussi l'auteur a-t-il presque complètement abandonné la
colporrhaphie antérieure ; s'il la croit indiquée, il l'exécute
de la façon suivante :

L'avivement a la forme rhomboïdale de la colporrhaphie
de *Hegar* ; pour cela, on fixe aux quatre angles de la région
des pinces tire-balles ; l'angle du côté du col doit être
mousse : celui qui regarde l'embouchure de l'urèthre plus
aigu (fig. 20).

Les pinces doivent être fixées : une, sur la lèvre antérieure du col, une, au niveau du tubercule uréthral, les
deux autres dans les plis latéraux. On décolle alors la vessie
à l'aide des doigts, des ciseaux, ou du manche du bistouri
(fig. 20). Ensuite, on fait des sutures antéro-postérieures,
des expériences antérieures, ayant en effet démontré que les

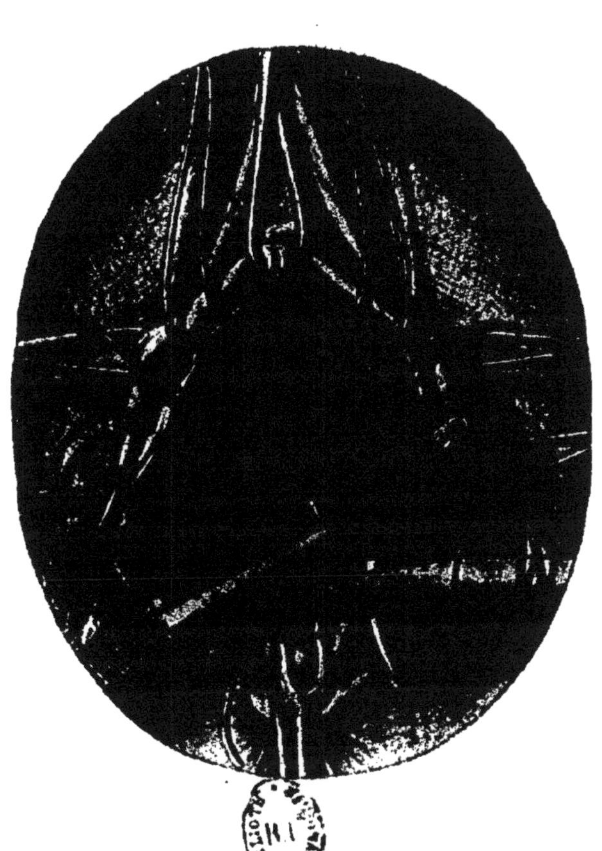

Fig. 19. — Colporrhaphie antérieure (en Λ).

sutures transversales, et la cicatrice qui se forme à leur suite, n'opposent pas une résistance suffisante à la pression de la vessie. On fait donc deux à trois sutures verticales (fig. 21) qui pénètrent la cloison et ressortent près du bord inférieur de la plaie à travers les parois du col. Ces fils de catgut sont noués de suite, de façon à éloigner du champ opératoire la saillie de la vessie. Puis, on réunit les bords de la plaie par des sutures transversales. [Les deux plans de suture préconisés par Schaffer ne sont pas d'usage courant en France où, le plus souvent, on se contente de réunir transversalement les deux lèvres de la perte de substance. La technique de l'auteur allemand nous paraît du reste parfaite et digne de fixer l'attention]. On protège la plaie pendant une semaine avec de la gaze iodoformée. La miction se fait le plus souvent spontanément ; sinon on pratique le cathétérisme : il n'y a pas lieu de s'inquiéter si l'urine est un peu sanguinolente les premiers jours, ou si elle devient trouble quelques jours après l'opération : l'urotropine lutte efficacement contre cette inflammation catarrhale. Lorsque les malades, des femmes âgées surtout, ont eu de l'incontinence d'urine avant l'opération, celle-ci disparaît rapidement. On peut, d'ailleurs, combiner cette opération avec celle décrite plus haut contre l'incontinence ; dans ce cas, on prolonge en haut l'avivement jusqu'à l'urèthre. Les malades resteront deux semaines au lit.

4. Rétrécissement de la lumière du vagin.
Procédé de von Winckel.

Le rétrécissement de la lumière du vagin, d'après von Winckel (voy. pl. X et fig. 22), trouve son indication chez des femmes qui approchent de la ménopause, et chez lesquelles une colpopérinéorrhaphie, faite pour le prolapsus utérin, n'a pas donné de résultat satisfaisant. En rétrécissant la lumière du vagin dans son tiers supérieur, on empêche non seulement le prolapsus de

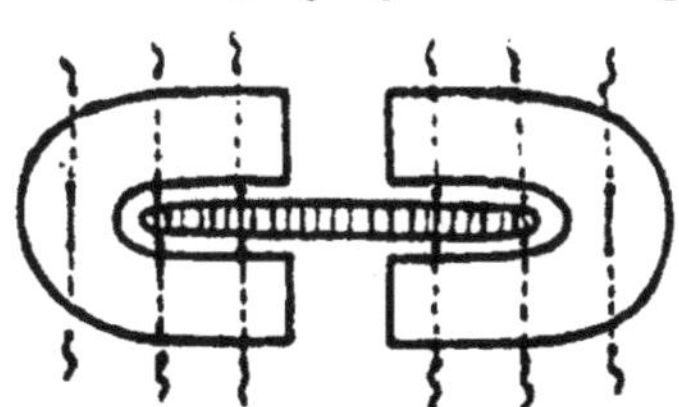

Fig. 22. — *Vaginorrhaphie haute*, d'après V. Winckel.

l'utérus, mais encore l'inversion des parois vaginales. Von Winckel procède comme suit :

Planche IX. — **Colporrhaphie antérieure** (*avivement d'après Hegar*). *Suture en surjet qui ferme la plaie vaginale et rétrécit la paroi antérieure du vagin.* On voit les sutures antéro-postérieures qui ont fixé la vessie au col de l'utérus. L'assistant doit constamment tendre le fil du surjet, pendant que le chirurgien traverse les tissus avec l'aiguille. En haut de la plaie, on fait un nœud simple; en bas, la suture terminée, on noue avec ce qui reste du fil du surjet.

Planche X. — **Vaginorrhaphie haute** *d'après V. Winckel. Pose des sutures.* Pose des fils réunissant l'avivement fait sur la paroi supérieure à l'avivement fait sur la paroi inférieure.

Fig. 20. — **Colporrhaphie antérieure avec suture en un temps spécial de la cystocèle** (*avivement d'après Hegar*). *Séparation de la ressie d'avec le col de l'utérus.* On commence par exciser un lambeau rhomboïdal sur la paroi antérieure du vagin. Une sonde introduite dans la vessie en évite la blessure.

Fig. 21. — **Colporrhaphie antérieure avec suture en un temps spécial de la cystocèle** (*avivement d'après Hegar*). *Pose des fils dans le sens antéro-postérieur, à travers la cloison et le col.* Ces fils traversent les tissus à plusieurs reprises et prennent peu de tissu à la fois.

Il trace sur les deux parois latérales du vagin, un avivement en ⊂ dont les deux côtés libres répondent à la paroi antérieure et à la paroi postérieure, alors que le trait d'union répond à la paroi latérale. Les branches libres sont suturées l'une à l'autre et la lumière du vagin se trouve rétrécie d'un côté. On répète la manœuvre de l'autre côté : il reste au milieu une ouverture.

[Cette opération n'est pas usitée chez nous. Elle peut être mise en parallèle avec le cloisonnement du vagin de Le Fort, intervention tombée en désuétude. En pareil cas, à l'heure actuelle, on a recours en général à l'hystérectomie vaginale avec colpectomie, suivie ou non d'une colpopérinéorrhaphie destinée à rétrécir l'orifice vulvaire.]

5. **Colpocystotomie pour l'extraction des corps étrangers de la vessie. Suture des fistules vésico-vaginales traumatiques.**

La voie la plus directe pour l'extraction des corps étrangers est l'urèthre ; le plus souvent on devra le dilater.

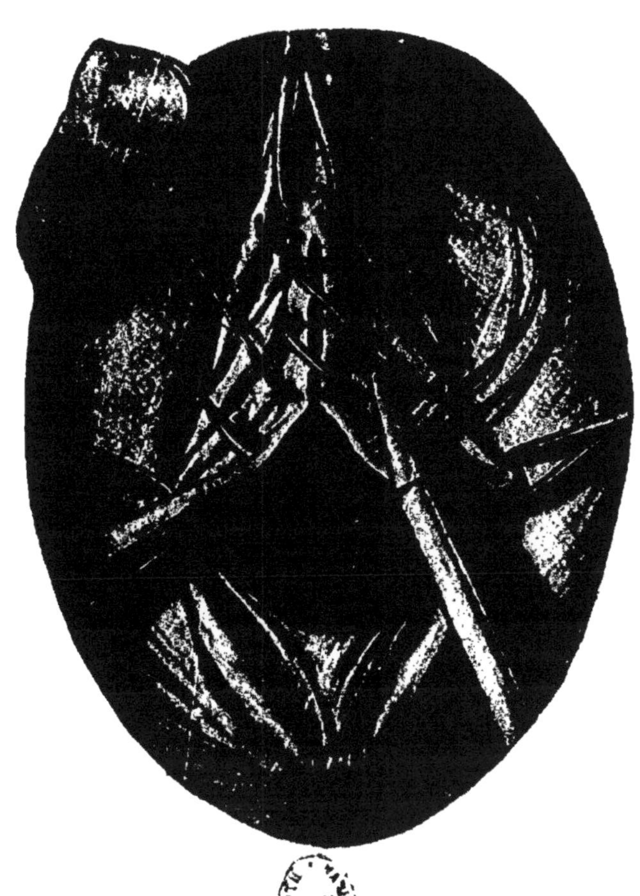

Planche 9. — Colporrhaphie antérieure.

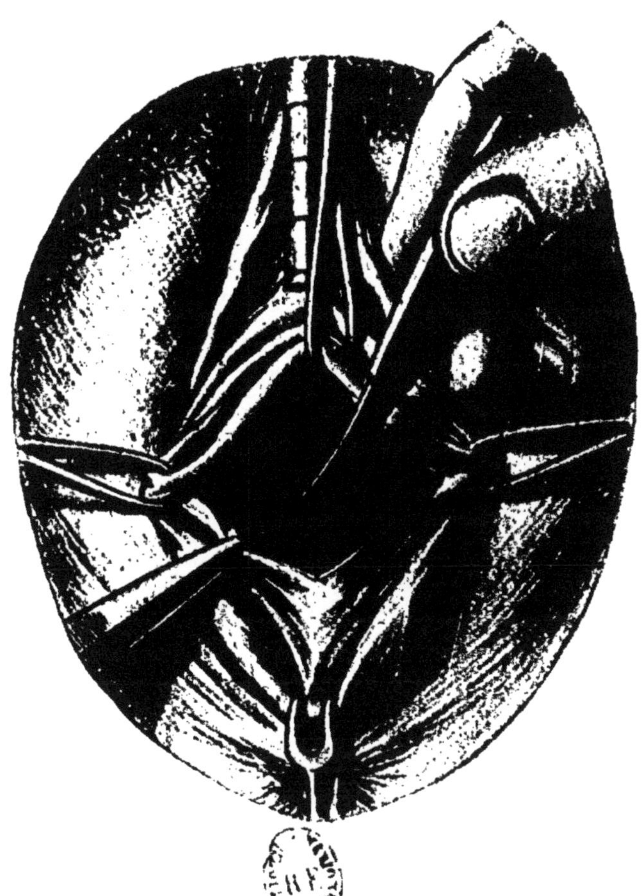

Fig. 20. — Colporrhaphie antérieure avec suture
en un temps spécial de la cystocèle.

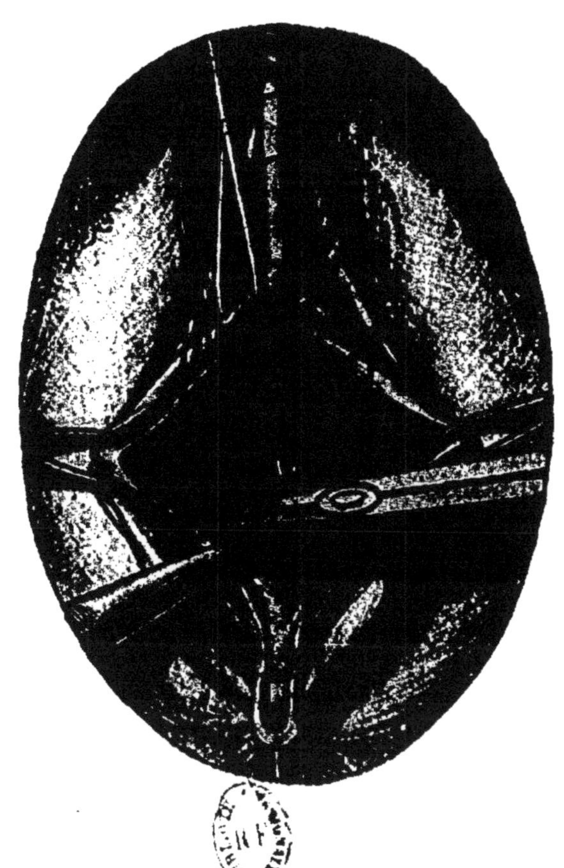

Fig. 21. — Colporrhaphie antérieure avec suture
en un temps spécial de la cystocèle.

5ª. Dilatation de l'urètre.

Elle se fait de la façon suivante : à l'aide de deux ou de quatre pinces, disposées symétriquement à un centimètre environ de distance du méat, on met bien en évidence celui-ci ; puis on dilate le canal à l'aide des speculums uréthraux de *Simon*, dont on passe des numéros de plus en plus gros, jusqu'à ce qu'on arrive à pouvoir introduire l'auriculaire dans le canal. On ne doit pas dilater au delà, sous peine d'incontinence. On évitera aussi la dilatation brusque, forcée, afin d'éloigner les risques de fausse route ; pour la même raison, on explorera l'urèthre avant la dilatation, afin d'en reconnaître le trajet : enfin, on introduira les dilatateurs par des mouvements spiroïdes de va et vient.

La dilatation simple peut avoir, quelquefois, une indication thérapeutique ; par exemple, dans les cas de fissures de l'orifice uréthral : celles-ci guérissent, généralement, après une simple dilatation. Mais, le plus souvent, la dilatation est employée pour de petites interventions intravésicales (extirpation de petites tumeurs, ou extraction de corps étrangers), et surtout, plus encore cependant autrefois qu'aujourd'hui, pour asseoir un diagnostic (palpation bimanuelle, ou introduction du petit speculum de Simon, après avoir rempli la vessie d'air, en position inclinée : méthode de Rose). On emploie plus volontiers aujourd'hui la cystoscopie avec les appareils de Casper ou de Nietzsche.

Les fissures qui résultent de la dilatation doivent être suturées soigneusement ; pour éviter des déchirures larges, il est bon de faire des petits débridements vers le haut, et à droite ou à gauche, ou encore sur la face inférieure, sur la ligne médiane. Ces incisions seront toutes suturées avec soin après l'opération. [Cette pratique ne nous semble guère recommandable, si le corps étranger est trop volumineux ou ne se laisse pas fragmenter, mieux vaut intervenir par taille vaginale].

L'extraction des corps étrangers (pierres, épingles à cheveux), se fait sous le contrôle de l'auriculaire introduit dans la vessie, et à l'aide d'une pince recourbée (voir pl. XI). En cas d'échec, on a recours à la :

Planche XI. — Extirpation d'un corps étranger à travers l'urèthre dilaté.

5ᵇ. Colpocystostomie.

C'est l'ouverture de la vessie par le vagin, au moyen d'une incision longitudinale, qui est exécutée après introduction d'un cathéter (en prenant soin de ne pas léser l'orifice interne de l'urèthre). Au-dessus, au-dessous, et de chaque côté du point où bombe le cathéter, comme dans la colporraphie antérieure, on applique quatre érignes. Le doigt explorateur peut, après incision de la paroi vésicale, être introduit, avec ou sans la pince dans la vessie. La sortie du corps étranger est ainsi facilitée, car son accès est plus direct, et son extraction n'est pas gênée, comme elle l'est par la contracture du sphincter, dans l'opération par voie uréthrale.

Si, par suite d'un catarrhe vésical intense, l'ouverture doit être laissée béante plus ou moins longtemps, il faudra avoir soin de réunir provisoirement, par quelques points, les bords de la muqueuse vésicale à ceux de la muqueuse vaginale.

La fermeture de la fistule artificielle se fait d'après le procédé décrit plus bas.

5ᶜ. Opération de la fistule vésico-vaginale d'après Simon (planche XII) et Fritsch.

Dans cette opération, il faut d'abord aviver les marges cicatricielles de la perte de substance. Les sutures sont faites transversalement et à points séparés de la façon représentée planche XII. [La direction des sutures, antéro-postérieures ou transversales, est commandée par la forme de la fistule]. Le matériel de suture est indifférent; cependant il vaut mieux ne pas se servir de fils absorbants ou résorbables. L'aiguille, piquée tout près du bord de la plaie, embrasse une forte épaisseur de tissus sous-muqueux, puis, dans un mouvement en arc de cercle, vient, sur le bord de la plaie vésicale, charger les fibres musculaires seules, de la muqueuse, qui ne doit pas être traversée. De la sorte, au moment où les fils seront serrés, les lèvres de la muqueuse vésicale seront bien coaptées, et, d'autre part, les fils ne

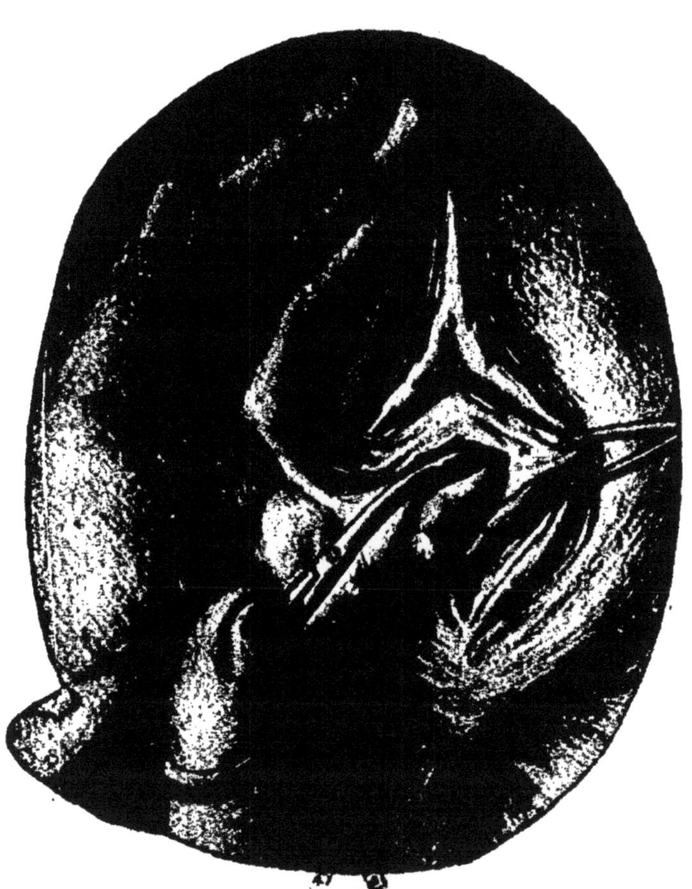

Planche 11. — Extirpation d'un corps étranger à travers
l'urèthre dilaté.

pénétrant pas dans la vessie, ne seront pas le siège de dépôts calculeux. Les fils ne doivent pas être par trop serrés (plus les fils sont élastiques, moins ils doivent être serrés), pour éviter la gangrène. De plus ils doivent être au moins à un demi-centimètre l'un de l'autre. Pour éviter l'asymétrie, les fils ne sont noués que lorsqu'ils ont été tous passés. Les sutures des angles ne saisissent plus que la muqueuse vaginale. Les points de suture, devant supporter la plus grande tension transversale, devront charger latéralement plus de tissu vaginal. A la fin de l'opération, pour vérifier l'étanchéité de la suture, la vessie sera remplie d'un tiers de litre de solution de permanganate. Il est bon de laisser pendant plusieurs jours une sonde à demeure. Cette sonde, molle, sera fixée dans la région inguinale par une bande de diachylon, ou encore, aux lèvres, par une anse de fil. La sonde, de 18 à 25 centim. de long, devra être stérilisée avant son introduction. Elle doit affleurer juste au-dessus de l'orifice interne de l'urèthre, afin de ne pas irriter la vessie, et de ne pas compromettre, par sa pression, la cicatrisation de la suture. La sonde, introduite avec un mouvement de spirale, est arrêtée dans sa progression dès que l'urine commence à couler. Il est inutile de pratiquer des lavages vésicaux ou vaginaux. Après l'opération, on pulvérise sur la suture une poudre désinfectante ; pendant quelques jours, on maintiendra dans le vagin une mèche de gaze iodoformée, modérément tassée. La guérison exige dix à quinze jours de repos au lit. Les fils doivent être enlevés au bout de huit jours.

[Les soins préparatoires sont d'une haute importance dans le traitement des fistules vésico-vaginales. S'il existe des brides cicatricielles déformant le vagin, elles doivent être incisées ou excisées. Si le vagin est rétréci, il sera dilaté. Les inflammations vésicale ou vaginale seront, s'il y a lieu, traitées et soignées minutieusement].

La **méthode du dédoublement** pour la cure des fistules vésico-vaginales (fig. 23) a été employée pour la première fois par Fritsch. Il s'inspira de sa méthode de périnéoplastie et eut en vue les cas où, par suite de rétractions cicatricielles étendues, ou de larges pertes de substances, le chirurgien se trouve en face de matériaux de réparation fort restreints.

A deux centimètres environ au-dessus et au-dessous de la fistule, on fixe une pince. Entre ces deux pinces, on mène

Planche XII. — **Suture d'une fistule vésico-vaginale,** *d'après Simon.* Avivement infundibuliforme de la fistule. L'aiguille est conduite depuis le bord de la plaie vaginale ; elle doit charger une grande épaisseur de tissus, et ne pas traverser la muqueuse. Les fils sont noués dans le vagin. L'étalement du champ opératoire se fait comme dans la colporrhaphie antérieure.

Planche XIII. — **Suture d'une fistule recto-vaginale haut placée.** — Après avoir mis à nu le champ opératoire, et avoir avivé les bords de la plaie , *on ferme d'abord l'ouverture rectale,* on procède à la pose des fils de catgut de façon que l'aiguille perfore la paroi rectale.

Planche XIV. — **Suture d'une fistule recto-vaginale haut située.** — *Serrage des sutures* rectales, une fois que toutes ont été posées, les nœuds sont dans la cavité rectale. Au-dessus, l'on ferme la plaie vaginale.

---

une incision circonscrivant soigneusement les lèvres de la fistule. Les bords de cette incision sont disséqués et attirés avec des pinces tire-balles; de la sorte, on crée de chaque côté un lambeau cruenté. La fistule est ensuite avivée jusqu'à la muqueuse vésicale ; cet avivement est réuni par une série de sutures de droite à gauche. Puis, les lambeaux sont réunis transversalement, enfouissant ainsi les sutures profondes qui, par suite, devront être faites au catgut.

[Cette méthode est en réalité d'origine française et a été proposée par Duboué, de Pau, dès 1864. Beaucoup de chirurgiens, Ricard entre autres, ne placent pas de fils vésicaux, se bornant à suturer les lambeaux vaginaux.]

Si la fistule vésico-vaginale est plus haut située, sur le col utérin, il s'agit de fistules cervico-vaginales dont la guérison opératoire ne peut être obtenue sans opération sur le col. Nous en parlerons plus tard.

6. Traitement opératoire de la fistule recto-vaginale.

D'autres considérations physiologiques et anatomiques doivent intervenir ici ; aussi le procédé employé est-il différent de celui mis en œuvre pour les fistules vésico-vaginales. Avant tout, il s'agit d'établir un double étage de sutures (pl. XIII et XIV).

Si la fistule se trouve tout près du périnée, précisément à la partie la plus mince du septum recto-vaginal,

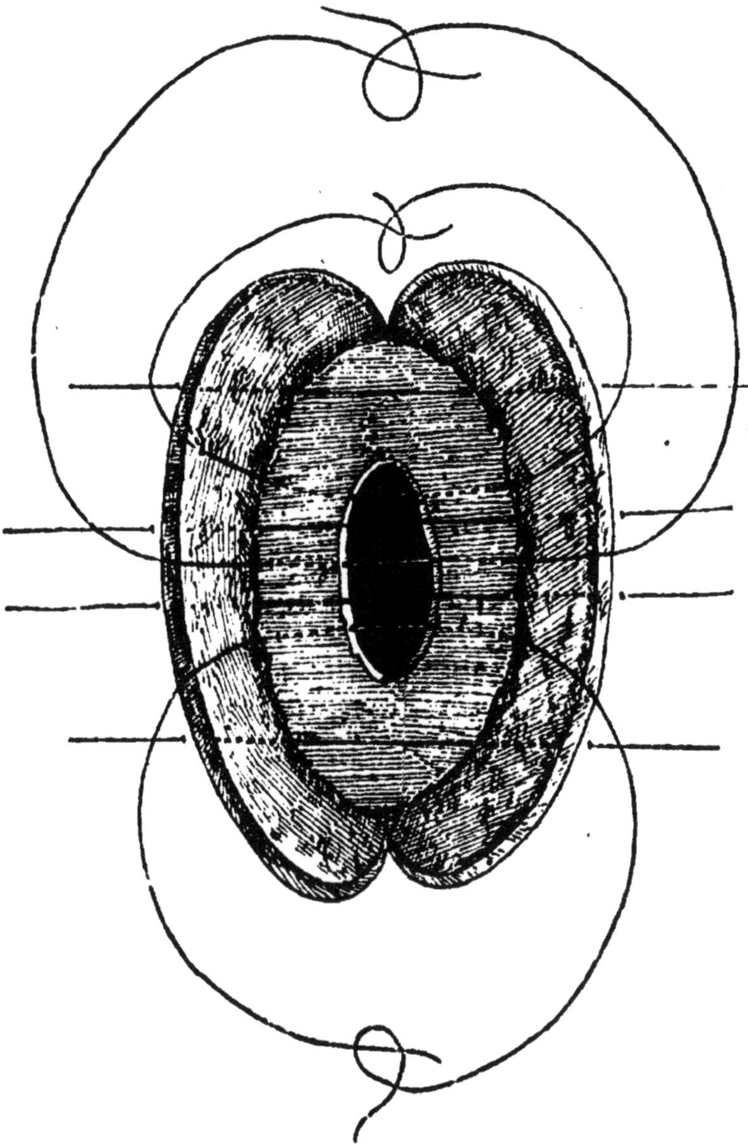

Fig. 23. — Opération de la fistule vésico-vaginale par
dédoublement.

on arrive au but en *divisant le septum périnéal sur toute sa hauteur*, c'est-à-dire en transformant la plaie en une déchirure périnéale complète, qui sera traitée comme il a été dit plus haut ; au moment où l'on suturera le point où se trouvait la fistule, il faudra veiller à ce qu'il ait été très exactement avivé. On devra reconstituer, par un décollement latéral approprié, un périnée très épais.

Si la fistule est haut située, tout près de la voûte vaginale, on l'avivera et les bords en seront décollés de façon à séparer l'un de l'autre le rectum et le vagin suivant une surface ovalaire. Il faudra établir deux plans de sutures, l'un sur le rectum, l'autre sur le vagin. La première rangée de sutures, faite sur le rectum avec du catgut, sera nouée dans la lumière du rectum. L'aiguille est donc enfoncée dans la muqueuse rectale (planche XIII), tout près du bord de la plaie, ressort dans l'avivement vaginal, puis pénètre de nouveau dans la paroi rectale de dehors en dedans. Tous les fils étant posés, les nœuds sont serrés du côté vaginal, puis renfoncés dans la lumière rectale (pl. XIV). Un second étage de sutures à points séparés réunit les lèvres de la plaie vaginale. Le traitement consécutif est le même que celui des périnéoplasties.

Note additionnelle.

[Il est effectivement capital d'établir, au point de vue de l'intervention, une distinction très nette entre les fistules recto-vaginales haut situées et les fistules plus voisines de la vulve. Pour ce qui est des fistules recto-vulvaires, leur cure ne prête guère à discussion ; la périnéorrhaphie très simple qu'elles réclament, donne, on peut le dire, des succès constants. S'il s'agit au contraire de fistules haut situées, rien de plus légitime que de chercher, comme le conseille Schœffer, à remplacer la section de la cloison par une intervention limitée à l'orifice fistuleux. Mais alors il est, comme nous l'avons déjà fait remarquer plus haut, absolument indispensable, pour éviter l'infection et la désunion, de placer les fils rectaux de telle sorte qu'ils ne traversent pas la muqueuse rectale et ne passent pas dans la cavité du rectum. Les fils seront noués du côté du vagin et enfouis sous un second étage de sutures réunissant la muqueuse vaginale avivée.

Il est enfin une troisième catégorie de cas, intermédiaire,

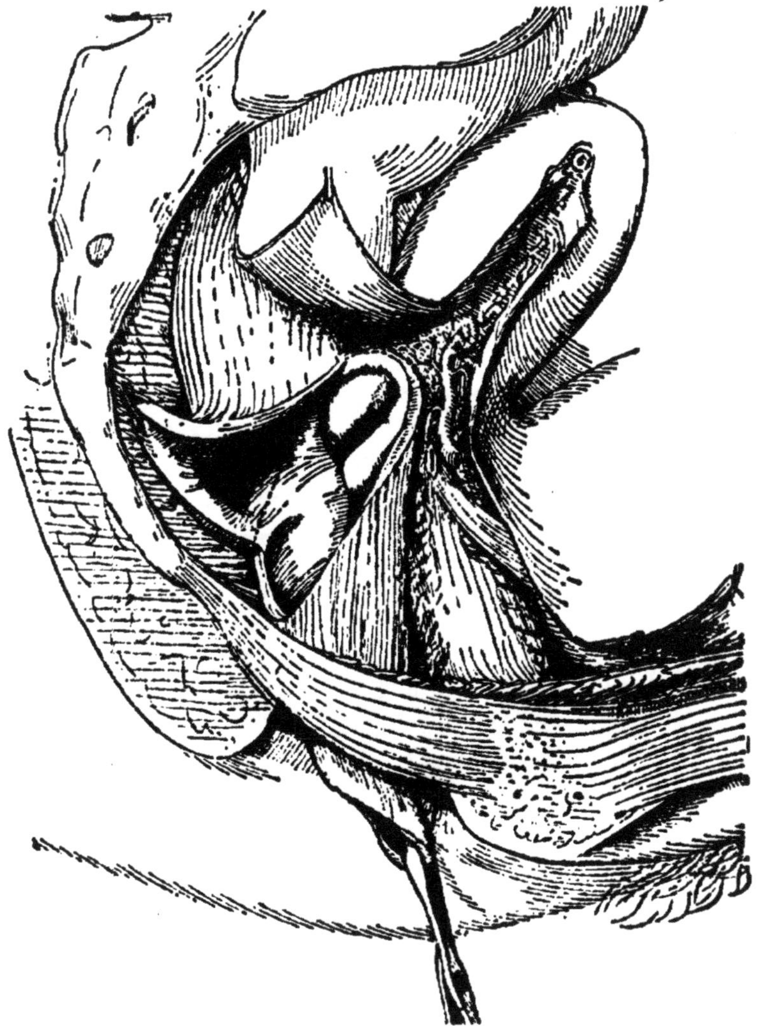

Fig. 24. — Coupe antéro-postérieure montrant l'obliquité du plan suivant lequel a été réséqué le rectum. Un crochet soulève le segment rectal en arrière, pour montrer, en avant, la communication recto-vaginale, celle-ci laisse voir le col utérin, car il s'agit ici d'une large fistule très haut située. Au-dessus, un crochet soulève le péritoine épais qui double le cul de sac de Douglas, péritoine qui a été décollé pour abaisser le rectum. En bas, une pince saisit la portion de rectum destinée à la résection. Cette portion de rectum est mobilisée sur toutes ses faces et passe au centre de l'anneau musculaire sphinctérien.

dans lesquels la fistule, tout en n'étant pas vulvaire, est néanmoins voisine du périnée. Si celui-ci est intact on peut,

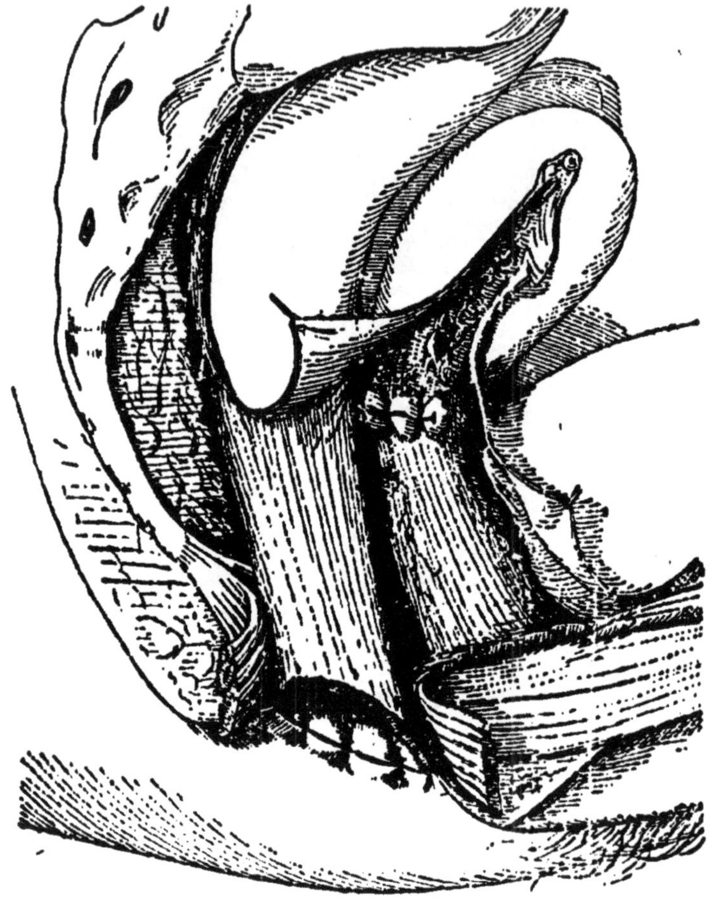

Fig. 25.— Donne l'aspect des parties une fois l'opération terminée. En bas, la moitié droite du sphincter est sectionnée et relevée pour découvrir la suture anale du segment rectal abaissé. En haut, au-dessous du péritoine du Douglas relevé par un crochet et sur le cylindre vaginal, l'orifice de la fistule, fermé à l'aide de trois fils placés par le vagin.

évidemment, employer le procédé décrit ci-dessus pour les fistules haut placées. Mais la règle à peu près générale, c'est que les femmes atteintes de fistules recto-vaginales ont en même temps un mauvais périnée. Dès lors, pourquoi s'efforcer d'éviter la section de ce point défectueux et la transformation de la fistule en une déchirure périnéale complète qui sera réparée par le procédé de Lawson Tait.

Segond a imaginé un procédé pour supprimer les fistules recto-vaginales chez les femmes dont le périnée est intact. Inventée pour une fistule très haut située dans le cul de sac postérieur, sa technique est, à fortiori, applicable lorsque la brèche à combler est bas située. Toutes les fois qu'une fistule recto-vaginale en vaudra la peine par ses dimensions et ne s'accompagnera pas de lésions périnéales réclamant elles-mêmes une opération, ce procédé paraît devoir mériter la préférence. Voici les temps successifs de l'opération :

1° *Dilatation de l'anus.* — Digitale, lente, aussi complète que possible. En procédant ainsi la muqueuse n'éclate pas, on obtient un accès des plus larges et, ultérieurement, le sphincter recouvre toujours l'intégrité de ses fonctions.

2° *Libération par dissection du cylindre muqueux intra-anal.* — L'incision circulaire de la muqueuse anale doit porter à 2 ou 3 millimètres au-dessus de sa continuation avec la peau. Cette précaution est indispensable pour que la ligne de suture ultérieure soit bien cachée dans la dépression anale. La muqueuse une fois incisée circulairement, rien de plus simple que de la disséquer, dans toute la hauteur du sphincter, par une série de petits coups de ciseaux. Cela fait, la béance du sphincter mis à nu est maintenue par deux écarteurs et l'on peut saisir toute l'épaisseur des parois rectales pour procéder au temps suivant.

3° *Dédoublement de la cloison recto-vaginale avec mobilisation, abaissement et résection du segment rectal situé au-dessus de la fistule.* — Le dédoublement de la cloison se fait au doigt, sans le secours d'aucun instrument tranchant, jusqu'à la fistule. Le trajet de la fistule est alors tranché au bistouri, on la dédouble ainsi en deux orifices, désormais indépendants, un orifice vaginal et un orifice rectal. Puis saisissant avec les doigts la paroi rectale antérieure au-dessus de son orifice fistuleux et laissant de nouveau tout instrument tranchant, on continue le dédoublement recto-vaginal, en le combinant à l'abaissement par traction, jusqu'à ce que la portion du rectum, correspondant au bout supérieur de l'orifice rectal de la fistule, soit suffisamment abaissée pour se laisser suturer à la collerette muqueuse qui borde la peau de l'anus.

4° *Suture du rectum à l'anus*. — Cette suture se fait à lasoie plate, suivant les règles habituelles ; pour peu que le décollement recto-vaginal soit étendu, il est prudent de laisser en avant la place d'un petit drain qui sera enlevé au bout de 2 ou 3 jours.

5° *Suture, après avivement, de l'orifice vaginal de la fistule*. — Cette suture se fait naturellement par voie vaginale. On pourrait s'en passer puisque le store rectal abaissé bouche la fenêtre vaginale. Il est cependant préférable de fermer l'orifice vaginal avec quelques points de catgut, pour que les sécrétions utéro-vaginales ne puissent pas s'insinuer dans la plaie qui résulte du dédoublement recto-vaginal.

6° *Pansement*. — Une mèche de gaze iodoformée tassée dans le vagin, un tube de caoutchouc dans le rectum, une compresse aseptique devant la région ano-vulvaire.]

Toutes les **opérations sur la portion vaginale de l'utérus** sont praticables en se servant d'une valve postérieure, et en fixant la lèvre antérieure du col ou encore les deux commissures du museau de tanche.

7. Discision de l'orifice utérin externe.

Cette opération est usitée dans les sténoses de l'orifice utérin, telles qu'il s'en présente souvent dans l'infantilisme de l'organe, combiné avec la cervicite catarrhale et compliqué de stérilité. D'ordinaire, on dilate le canal cervical. Après placement d'une valve postérieure, on attire la lèvre antérieure du col avec une pince tire-balles. On fend alors les deux commissures latérales, de façon à constituer de chaque côté une plaie triangulaire. Chacune de ces plaies est réunie transversalement de façon à éviter une nouvelle sténose. Au lieu de procéder de la sorte, on peut aussi, pendant une semaine, maintenir des mèches de gaze iodoformée écartant les lèvres du col. Repos au lit pendant huit jours.

Pendant l'accouchement, on peut être obligé, pour abréger la période de dilatation d'un col rigide, de pratiquer des incisions. Elles seront faites au moyen des longs ciseaux courbes de *Siebold*, guidés par deux doigts ; il vaut mieux pratiquer ces incisions en avant et en arrière, que sur les côtés du col où il y aurait danger d'hémorrhagie si la déchirure venait à s'agrandir. Comme en général, ces incisions saignent peu, il est inutile de les suturer, alors qu'il faut le faire pour les incisions cervicales profondes préconisées par *Dührssen*. La suture se fait aisément en se servant d'une valve.

[Les incisions cervicales dans les cas de rigidité du col sont de moins en moins employées en France. Si, en effet, ces débridements ont parfois pour résultat de faciliter et de hâter la dilatation, ils présentent le danger de pouvoir servir d'amorce à des déchirures étendues, atteignant le segment inférieur de l'utérus. De pareilles plaies peuvent causer de graves hémorrhagies et être ultérieurement une source d'infection. Elles peuvent être assez difficiles à suturer d'une façon convenable. Ce que nous venons de dire s'applique, à fortiori, aux incisions profondes de Dührssen].

8. Opération d'Emmet pour la réunion des déchirures commissurales

S'il se produit, *sub partu*, des déchirures commissurales (soit par suite de rigidité de l'orifice utérin externe, soit à la suite de l'application du forceps, soit encore à la suite d'incisions), elles guérissent par seconde intention, si elles ne sont pas immédiatement suturées, et forment, alors, des cicatrices empiétant souvent sur les culs de sac latéraux du vagin. Ces cicatrices peuvent devenir très douloureuses, et être une cause d'ectropion, de cervicite, et de prolifération inflammatoire de la muqueuse.

Pour traiter ces lésions, on devra écarter avec des tire-balles les lèvres du col, et pratiquer latéralement, sur chaque lèvre, un avivement de forme oblongue, les petites extrémités de ces surfaces cruentées se réunissant. L'avivement sera prolongé jusqu'à l'extrémité de la cicatrice, dans le cul de sac vaginal, s'il est nécessaire. Les deux surfaces d'avivement sont appliquées l'une à l'autre par des sutures de catgut à points séparés, placées de l'intérieur vers l'extérieur, depuis l'orifice du col, jusqu'au cul de sac vaginal ; l'avivement de ce cul de sac est réuni séparément. On cathétérise ensuite le canal cervical. Un dernier point de suture est placé à l'angle de la nouvelle commissure. Tamponnement à la gaze iodoformée. Huit à douze jours de lit.

Planche XV. — **Double excision cunéiforme des lèvres du col dans la métrite chronique**. — Pose des fils de catgut qui cheminent sous toute la surface cruentée.

Planche XVI. — **Excision cunéiforme dans les cas d'ectropion et de cervicite**, *d'après Schrœder*. Excision portant sur chaque lèvre du museau de tanche ; comprenant la muqueuse cervicale altérée, jusqu'à l'orifice interne. Pose des sutures, allant de l'orifice utérin interne à la lèvre de la plaie, et cheminant sous toute la surface cruentée.

---

9 et 10. Excision cunéiforme des lèvres du col.

Cette opération est employée dans la métrite chronique avec hyperplasie du col. Selon le but qu'on se propose, l'excision porte seulement sur le tissu du col, ou comprend la muqueuse cervicale.

9. Excision cunéiforme de la substance cervicale (pl. XV).

Cette opération est le plus souvent pratiquée sur les deux lèvres du museau de tanche. Ces deux lèvres sont fixées latéralement avec des pinces tire-balles ; la paroi vaginale postérieure est déprimée par une valve. Un couteau tranchant des deux côtés est introduit profondément dans le tissu du col, à deux reprises, et en faisant converger les deux incisions ; de la sorte, on enlève, sur chaque lèvre du col, un coin de tissu utérin, et chacune des deux lèvres présente deux lambeaux (pl. XV). Leur réunion se fait au moyen d'un surjet, ou par quelques points séparés de catgut ; l'aiguille devant, en tout cas, cheminer sous toute la surface cruentée.

10. Excision cunéiforme de Schrœder (pl. XVI).

Cette opération a pour but d'enlever, en plus de l'épaississement métritique des lèvres, la muqueuse cervicale ectropiée et malade. Le bistouri est enfoncé au milieu de la lèvre hypertrophiée d'avant en arrière, de façon à diviser en deux lambeaux le museau de tanche : le lambeau interne, comprenant la muqueuse, est excisé grâce à une seconde incision, faite dans l'intérieur du canal cervical, et tombant sur la première à angle droit ou obtus. Il ne reste donc que le lambeau antérieur. Comme la plupart des ectropions ont pour origine des déchirures des commissures, on sera souvent obligé de combiner cette excision cunéiforme avec l'opération d'Emmet [c'est-à-dire d'aviver les commissures].

La plaie est suturée en rebroussant vers l'intérieur les lambeaux restant des deux lèvres, et en suturant leur bord libre au bord de la section de la muqueuse utérine. Les sutures sont posées en rayonnant ; leurs points d'entrée étant situés à l'orifice interne de l'utérus, et par conséquent plus rapprochés les uns des autres que leurs points de sortie sur le lambeau du col. Il est avantageux, pour la facilité des sutures, de fendre les commissures. Chaque fil part de l'orifice interne du col, au-dessus de la section de la muqueuse, passe sous toute la surface cruentée, et ressort au delà du bord libre du lambeau cervical. Les nœuds ne sont serrés qu'une fois tous les fils placés ; avec la pince, on replie en dedans le lambeau cervical, pour affronter les deux lignes de section. Les incisions des commissures, ou les avivements faits en ces points suivant la méthode d'Emmet, sont suturés de la façon indiquée plus haut. Repos au lit pendant dix à douze jours.

Note additionnelle.

[Les amputations cervicales, exécutées irrégulièrement, ont pu être parfois, plus rarement peut-être qu'on ne l'a dit, causes de dystocie lors d'accouchements ultérieurs. Il importe donc, d'une part de ne les confier qu'à des opérateurs expérimentés, d'autre part de les pratiquer uniquement dans les cas qui en sont authentiquement justiciables, sans en faire jamais, comme certains praticiens, la panacée de toutes les affections utérines.

L'opération de Schrœder, type, est surtout une opération schématique dont les indications vraies se rencontrent rarement. En fait, les opérations les meilleures en cas de métrite cervicale se groupent autour de deux types principaux. Tantôt les lésions de la muqueuse sont assez bas situées pour qu'on puisse se contenter de la résection, à deux lambeaux plus ou moins égaux, connue sous le nom d'opération de Simon-Markwald, décrite ci-dessus au paragraphe 9. Tantôt les lésions de la muqueuse s'étendent trop en hauteur pour qu'on trouve l'étoffe d'un lambeau interne, même très court, et, dans ces cas-là, il est beaucoup plus simple, plus rapide et plus sûr de faire une amputation transversale totale, au ras de la section muqueuse, avec suture consécutive de cette muqueuse cervicale à la muqueuse vaginale, que de s'évertuer à tailler sur le col un long et mince lambeau externe, qu'il est toujours très difficile de replier sur lui-même pour le coudre à la branche de la muqueuse intra-cervicale].

11 et 12. Hystérocleisis et colpocleisis.

Ces opérations, parfois pratiquées dans les *fistules uro-cervicales* et *urétéro-vaginales*, sont toujours des pis aller, usités en cas d'échec ou de non possibilité des opérations ci-dessus décrites. Pour éviter l'ablation du rein, on procède, suivant le siège de la fistule, à la fermeture de l'orifice utérin externe au moyen d'un large avivement et de la suture des lèvres du col, ou encore à la fermeture du vagin. Dans ce dernier cas on établit une fistule vésico-vaginale artificielle permanente ; aussitôt après, on avive et suture, au-dessous de l'orifice de la fistule, les parois du vagin suivant une ligne circulaire et sur une vaste surface. Jusqu'à la guérison définitive on maintient une sonde à demeure.

Ces atrésies artificielles ne vont pas sans inconvénients ultérieurs ; le sang menstruel étant forcé de sortir par la vessie et l'urèthre. De plus, il est fréquent de voir se produire dans le vagin des incrustations urinaires : il peut, par suite, se produire du catarrhe vésical.

III

OPÉRATIONS PRATIQUÉES APRÈS DILATATION PRÉALABLE DU CANAL CERVICAL UTÉRIN.

ANATOMIE TOPOGRAPHIQUE ET OPÉRATOIRE DU COL UTÉRIN ET DES CULS DE SAC VAGINAUX

Les voûtes formées par les culs de sac antérieur et postérieur sont dissemblables, tant au point de vue anatomique qu'au point de vue pathologique. La voûte antérieure est aplatie ; la postérieure est une poche effective, une sorte de réceptacle pour la portion vaginale du col, pour le membre viril dans la copulation, pour le sang menstruel, pour la tête de l'enfant quand elle sort du col.

Le cul de sac antérieur, en dehors de l'état de gravidité, n'a aucun rapport avec le cul de sac vésico-utérin, par contre, la voûte du cul de sac postérieur est doublée par la séreuse du Douglas.

Cette excavation descend plus ou moins bas derrière la paroi du cul de sac ; chez l'enfant, elle descend plus bas que ce cul de sac, jusque derrière l'extrémité supérieure du canal vaginal proprement dit. Le cul de sac postérieur est donc séparé du récessus péritonéal par un septum formé de muqueuse, de tissu musculaire et de tissu conjonctif. Ce tissu conjonctif est *lâche*. Il se continue, en haut, avec le tissu conjonctif paramétritique revêtant la face postérieure du col. *Ce n'est qu'à hauteur de l'orifice utérin interne* que nous trouvons une *union intime* de la séreuse et des fibres musculaires utérines.

Par contre, en avant, le septum de tissu conjonctif s'élève jusqu'au dessus de l'orifice utérin interne, à environ 5 ou 6 centimètres au-dessus de l'origine de la portion vaginale du col. La vessie est en rapport : d'abord avec la paroi du cul de sac antérieur puis, par l'intermédiaire du septum,

Fig. 26. — **Artères des organes génitaux internes.** — *T*, trompe; *Ov*, ovaire; *Lgr*, ligament rond; *Ur*, uretère; *R*, rein; *Ut*, utérus. La *spermatique interne* irrigue l'ovaire et la trompe et s'anastomose à l'angle utérin avec l'artère utérine. *L'artère utérine* procède de l'utérine et forme la cervico-vaginale.

---

avec la paroi antérieure du col, jusque un peu au-dessus de l'orifice utérin interne. Ces septums conjonctifs sont plus lâches chez les femmes ayant déjà accouché; scléreux au contraire, chez les femmes ayant été atteintes d'inflammations pelviennes, ou de paramétrocystite. Cette partie de la vessie, forme un diverticule qui se réunit au trigone de Lieutaud, à la partie postéro-supérieure de la région des embouchures urétérales et de l'orifice uréthral. Le cul de sac vésico-utérin descend un peu plus bas que le point où la séreuse adhère intimement à la face antérieure de l'utérus. Ici aussi, il peut, comme pour la position du cul de sac de Douglas, exister des variations individuelles.

Latéralement, la portion supra-vaginale du col est entourée de tissu conjonctif, traversé par de nombreux vaisseaux. C'est le *paramétrium* proprement dit, en continuité avec le tissu conjonctif de la base des ligaments larges (1).

Le tissu conjonctif des ligaments larges se continue aussi avec celui qui entoure le vagin, de nombreux vaisseaux allant de l'un à l'autre. L'artère utérine croise, à environ deux centimètres du bord de l'utérus, l'uretère qui continue sa marche en avant. En ce point elle émet un rameau important se dirigeant transversalement devant la face antérieure de la portion supra-vaginale du col. En incisant le cul de sac latéral pour atteindre l'utérine, on rencontre, avant l'artère, une branche cervico-vaginale; plus profondément, on trouve le tronc même de l'artère, entouré de nombreuses veines, et décrivant une courbe, pour remonter, à 90° de sa direction primitive, le long des bords de l'utérus jusqu'à son fond. Elle émet en chemin les branches destinées à l'utérus, et finalement se recourbe le long de la trompe pour s'anastomoser avec l'artère utéro-ovarienne.

(1) Voy. Schœffer, *Atlas Manuel d'accouchements*, édition française, par le docteur Potocki, pl. XVII.

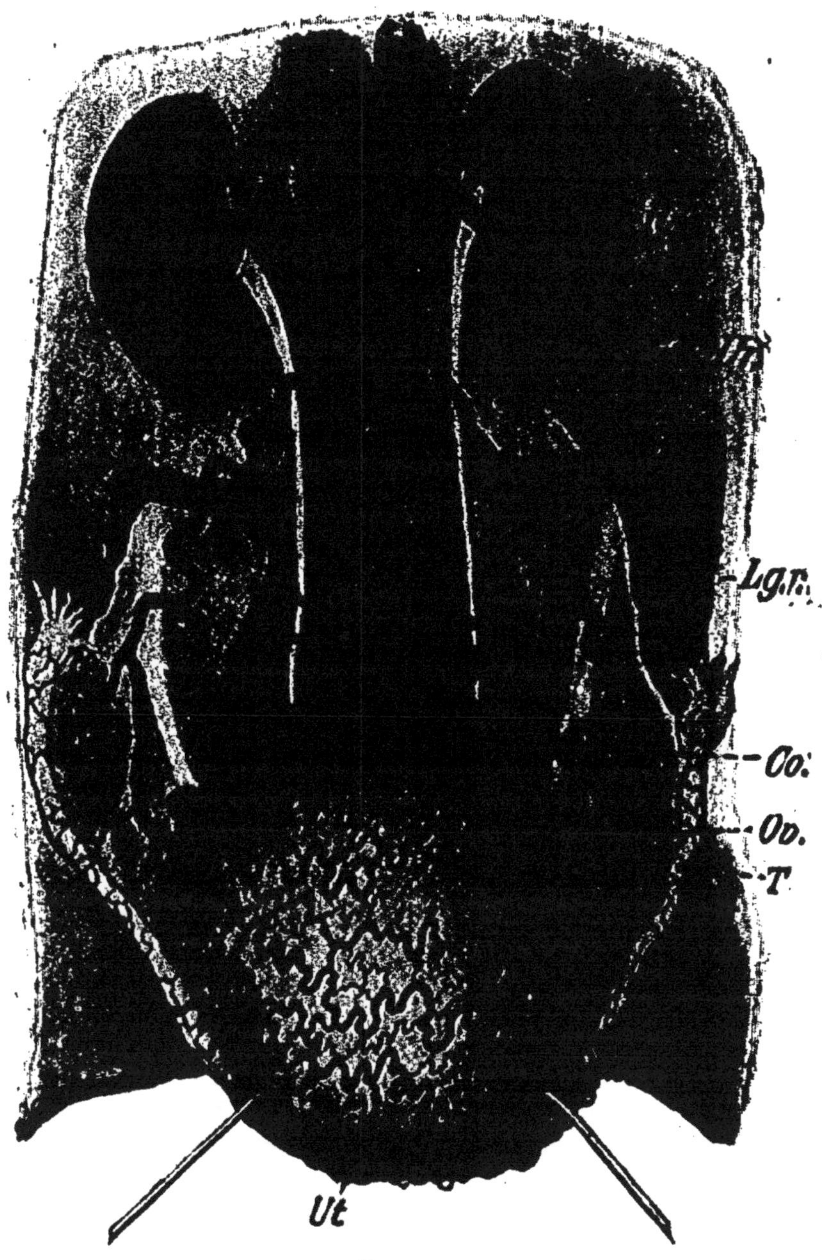

Fig 26.

Note additionnelle

[Les recherches modernes ont démontré que l'utérine était l'artère nourricière de tout l'utérus, du col au fond, et qu'elle étendait même son territoire bien au delà, donnant à la partie supérieure du vagin, à la vessie, à l'uretère et même à la moitié interne de la trompe et de l'ovaire. Dans la généralité des cas, la spermatique interne ou tubo-ovarienne ne donne rien à l'utérus et ne mérite pas son ancien nom de tubo-ovarienne. Fredet a même démontré que, la la plupart du temps, l'implantation de tumeurs sur le fond de la matrice ne suffisait pas, par l'afflux sanguin considérable cependant créé, à renverser les rôles au profit de la tubo-ovarienne. Il est donc facile de comprendre que le fait de pincer l'utérine le long du col, en son point de réflexion, au début d'une hystérectomie vaginale, asséchera, d'une façon générale, non seulement le col, mais encore le corps et le fond de l'utérus pendant le reste de l'intervention et permettra d'opérer, pour ainsi dire à blanc].

Nous avons vu qu'au point où l'utérine émet sa branche transversale principale, elle croise l'uretère en un point distant d'environ 2 centim. du bord du col utérin. L'*uretère* continue ensuite sa marche d'arrière en avant, puis, se rapproche du col, dont il n'est plus distant que de 1 centimètre, et enfin pénètre dans le tissu conjonctif lâche cervico-vésical. Dans toute cette région juxta-cervicale, l'uretère est environné des plexus veineux utéro et vésico-vaginal.

La plus grande partie des *veines* et des *vaisseaux lymphatiques* est située sous la séreuse à la partie postérieure de l'utérus. Les veines utérines sont largement anastomosées avec le plexus vésico-vaginal. Les vaisseaux lymphatiques, venus du col et du vagin, se dirigent vers les groupes de ganglions hypogastriques situés à la bifurcation de l'iliaque primitive (1).

Le col utérin commence à environ 1 centimètre au-dessous de ce point rétréci que l'on désigne sous le nom d'orifice interne, et auquel fait suite la cavité cervicale fusiforme qui va jusqu'à l'orifice utérin externe. Le col doit être, vu

(1) Voy. Schœffer, *Atlas-manuel d'accouchements*, édition française par le Docteur Potocki, Pl. XXXV, fig. 77 et 78.

ses connexions et ses rapports, divisé en portion supra-vaginale et portion vaginale proprement dite.

Le tissu du col est formé de fibres conjonctives, traver-

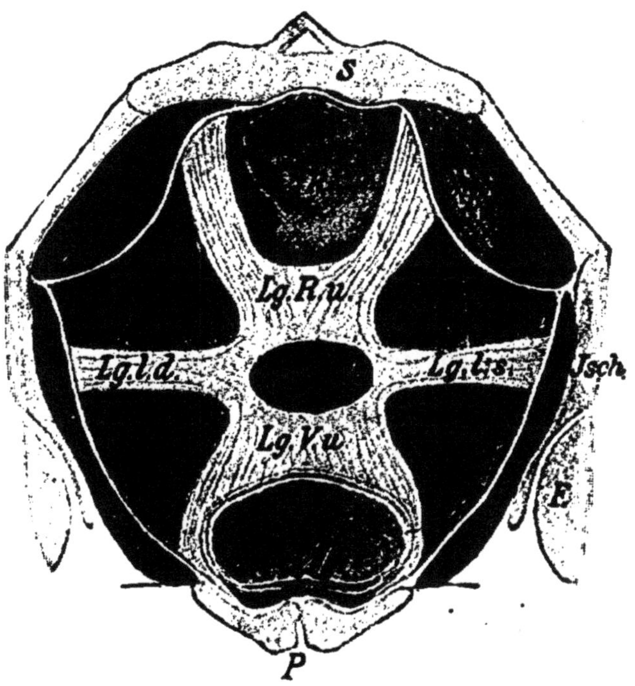

Fig. 27. — *Coupe transversale schématique du bassin à hauteur de l'orifice utérin interne. — Disposition des ligaments.* — Il existe six ligaments fibreux partant du col utérin (Cu) ; deux en avant (LgVu) vers la vessie (Vu) et le pubis (P) ; deux latéralement dans la base du ligament large (Lgld et Lgls) vers la paroi pelvienne (Jsch) ; deux en arrière (LgRu) vers le rectum (R) et le sacrum (S). Ces ligaments sont accompagnés de tractus de fibres musculaires lisses et noyés dans du tissu conjonctif lâche, recouvert de tissu conjonctif sous-péritonéal. Latéralement, les cases ainsi formées sont closes par les muscles pyramidaux et obturateur interne.

sées par des fibres musculaires relativement moins abondantes que dans le reste de l'utérus, et qui dépassent l'utérus, s'étendant au-dessus des culs de sac dont elles revêtent les voûtes. Un certain nombre d'entre elles se confondent avec la musculature vaginale ; d'autres passent dans les ligaments larges et les ligaments utéro-sacrés, y renforçant le tissu fibreux, et contribuant à la fixation de l'utérus (fig. 27).

Parmi les opérations exécutées après dilatation non sanglante du canal cervical, il faut citer *l'hystérométrie, l'exploration de la cavité utérine, le curettage de la muqueuse, des débris placentaires ; l'extirpation des polypes muqueux, des polypes fibreux, des corps étrangers et enfin l'ébouillantement.*

1. Cathétérisme et dilatation cervicale non sanglante.

La dilatation peut se faire *rapidement* ou *graduellement* ; ces deux procédés pouvant être employés pendant la gravidité et en dehors d'elle. Chez une femme non enceinte, on arrive *rapidement* au but en employant les bougies de Hegar ou de Fritsch, ou encore des dilatateurs construits d'après le principe des instruments employés pour ouvrir les gants. Il faut agir avec prudence ; après désinfection préalable du vagin et du canal cervical, on introduit par un mouvement de rotation la bougie la moins grosse (pl. XXI). Lorsque l'on se sert des bougies à bout pointu de Fritsch, et pour éviter de dangereuses perforations utérines, il est nécessaire de déterminer préalablement avec *l'hystéromètre* la direction de la cavité utérine et de reconnaître surtout la position de l'orifice utérin interne, en se souvenant qu'à ce niveau, il peut exister des valvules à concavité regardant vers le vagin, dans lesquelles la bougie de Fritsch peut aisément s'engager. L'hystéromètre devra être bien désinfecté, et n'être introduit que lorsque, par la palpation bi-manuelle, on aura soigneusement déterminé la position de l'utérus. En enfonçant prudemment la sonde, on s'arrêtera assez à temps pour éviter, dans tous les cas, une perforation utérine. Chez les femmes qui ont déjà eu des enfants, on trouvera, à la lecture de l'hystéromètre, environ 2 cm. 5 à 3 cm. de l'orifice externe à l'orifice interne ; et de celui-ci au fond de l'utérus 4 cm. à 4 cm. 5 : soit en tout, en moyenne, 6 cm. 5 à 7 cm. 5. Chez les vierges on trouve en moyenne 2 cm. 5 + 3 cm. = 5 cm. 5.
La dilatation *graduelle* se fait en introduisant de la

gaze iodoformée, des laminaires ou des tiges de Tupelo. Le col, une fois encadré dans le spéculum, on introduit la tige la plus fine dans l'orifice utérin interne, ou, si c'est impossible, jusqu'à son contact. On tamponne ensuite le vagin, et on laisse la tige pendant 6, 12 et même 24 heures, s'il ne se produit pas d'élévation de température. Pour éviter l'infection, on ne se servira que de tiges préparées à l'éther iodoformé, dans lequel elles seront conservées. Lorsque l'orifice utérin interne est devenu perméable, on y introduit des tiges de plus en plus grosses, jusqu'à ce que le canal cervical puisse admettre le doigt. L'enlèvement des tiges, une fois dilatées, peut être rendu difficile par la contracture de l'orifice utérin interne qui enserre fortement la tige dont le tissu est devenu peu résistant.

Sub partu, il est possible de provoquer une dilatation rapide, en introduisant successivement, un, puis deux, puis trois doigts et plus, dans l'orifice cervical, jusqu'à ce que la dilatation soit suffisante pour permettre le passage de la main, et que l'on puisse accrocher et abaisser un pied. On peut aussi avoir recours à la dilatation avec des bougies d'ébonite. Toutefois, l'on doit préférer le tamponnement à la gaze iodoformée ou la dilatation au moyen de ballons en caoutchouc, qu'on introduit dans la cavité cervicale et au-dessus de l'orifice utérin interne (*Barnes, Fehling, Champetier de Ribes*).

Les ballons des calibres petit et moyen ont la forme d'un violon, et sont munis d'un tube permettant de les gonfler avec un liquide antiseptique ou aseptique, en tout cas non toxique. On peut attacher à ce tube un poids de une à deux livres, faisant réflexion sur le bord du lit. Cette traction jointe à l'expansion du ballon permet d'arriver à la dilatation dans l'espace d'environ une demi-heure (*Mäurer, Dührssen*).

L'introduction d'un métrorynter se fait de la façon suivante. Le col étant fixé, le canal cervical est dilaté au moyen des dilatateurs métalliques de numéros petits et moyens, de façon à pouvoir introduire, au moyen d'une pince à mors plats, une vessie en caoutchouc stérilisée et repliée sur elle-même, jusque dans l'orifice utérin interne. On gonfle le ballon par le tube, en y injectant un liquide faiblement antiseptique (on ne se servira pas du lysol qui attaque le caoutchouc). Le vagin est tamponné, ce qui accélère la dilatation et le relâchement du col, tout en maintenant le ballon. Quelques heures après, on introduit un ballon plus volumineux, etc... Ce procédé a parfois ce désavantage qu'il peut se produire une dilatation de l'orifice utérin externe, sans qu'il se produise de contractions du fond de l'utérus ; il peut même se produire une contracture de l'orifice utérin interne, pouvant aboutir à sa fermeture, aussitôt que le ballon est enlevé.

Après dilatation suffisante de l'orifice utérin interne, il est possible d'inspecter la cavité utérine, d'enlever au doigt des débris d'œuf ou tous autres produits, dans un but diagnostique ou curatif. L'emploi du doigt comme moyen de diagnostic a pu être parfois tout à fait insuffisant : ainsi, dans un cas de déciduome rapporté par Werth, la tumeur, examinée au microscope, fut reconnue après coup de nature bénigne, et n'eût certes pas nécessité l'extirpation totale qui fut pratiquée. L'examen de débris ramenés à la curette eût été dans ce cas bien utile. D'après Martin, dans les cas de myomes multiples, le toucher intrautérin ne donne pas de grands renseignements au point de vue de l'énucléation.

[Il n'entre pas dans le plan que nous nous sommes tracés, en annotant cet ouvrage de gynécologie, de compléter la description, un peu succincte, de la dilatation du col au moyen du ballon, que l'auteur a donnée ci-dessus. Cette intervention n'intéresse en effet que les accoucheurs. Notons toutefois qu'en France le ballon de Barnes est abandonné pour ceux de Champetier de Ribes et de Boissard].

2. Curettage. (Râclage. Abrasion de la muqueuse)

Cette opération a pour but de se procurer, aux fins d'examen, des parcelles de la muqueuse du corps, ou d'enlever la muqueuse utérine malade. On en use encore pour extirper des débris de l'œuf. La paroi utérine, dans les cas de subinvolution, pouvant être anormalement friable, il faut procéder au râclage en observant certaines précautions déterminées. Tout d'abord, l'hystéromètre explorera prudemment la profondeur de la cavité utérine ; la curette devra être mousse à son extrémité, et ses bords ne devront pas être trop tranchants ; on agira avec précaution dans la région du fond de l'utérus d'où l'on partira pour tirer la curette, par traits réguliers, appuyés et successifs, jusqu'à

l'orifice utérin interne ; on traitera d'abord la paroi antérieure, puis la postérieure ; ensuite les deux parois latérales, et on terminera par le fond. Si l'on est sûr qu'il
n'existe pas de perforation, on lavera avec la sonde de
Fritsch-Bozemann ; puis l'intérieur de l'utérus sera essuyé.
L'usage de la palpation abdominale sera précieux pour la
prophylaxie et le diagnostic des perforations. L'utérus sera
tamponné avec de la gaze iodoformée stérilisée qui sera
laissée en place 24 heures. Huit jours de repos au lit.

Dans les cas d'utérus flasques, et continuant à saigner
après l'opération, il sera utile de cautériser la cavité immédiatement après le curettage. Si les pertes ne se produisent
que dans les jours qui suivent, c'est secondairement que
l'on fera les cautérisations. Pour les débris placentaires
que l'on ne peut enlever avec le doigt, on se servira utilement de pinces à faux germes ou de pinces à mors larges
et allongés.

Note additionnelle

[Il faut avoir bien soin, en faisant le curettage, de traiter
non seulement les parois et le fond de l'utérus, mais aussi
ses angles, au niveau de l'embouchure des trompes.

Comme l'un de nous l'a fait observer, toutes les affections de l'utérus : versions, flexions, métrites, cancer, tuberculose, fibromes, atrophies peuvent rendre friable le
tissu de la matrice et prédisposer aux perforations. Les
métrites post-partum et post-abortum sont particulièrement remarquables à ce sujet. Des états physiologiques
tels que la menstruation et la grossesse peuvent aussi être
rangés dans la catégorie des causes prédisposantes. Il est
du reste intéressant de noter l'innocuité presque constante
des perforations faites par l'hystéromètre et par la curette
lorsque le chirurgien, s'en étant aperçu à temps, n'a pas
fait d'injection intra-utérine. Dans les curages post-partum destinés à enlever des débris placentaires on devra se
servir presque uniquement du doigt et, si l'on est forcé de
recourir à un instrument, n'employer qu'une très large
curette complètement mousse (1).]

(1) Voy. O. Lenoir, *Perforations utérines dans les opérations
pratiquées par la voie vaginale.* Th. Paris, 1898.

3. Extirpation des polypes

Les polypes muqueux, qui sont le résultat d'une prolifération inflammatoire de la muqueuse, sont enlevés par torsion ou par excision, après ligature du pédicule. Il est pratique de combiner à ces ablations le curettage et la cautérisation.

Pour les polypes fibreux, on dilatera le col de façon à pouvoir les accoucher. Ils seront arrachés avec le doigt, et la cavité résultant de cette ablation sera bourrée avec de la gaze au perchlorure de fer ou à la ferripyrine. Si le doigt explorateur rencontre d'autres tumeurs proéminentes, elles seront saisies avec des pinces à traction, puis énucléées avec le doigt. Les polypes de fortes dimensions seront *morcelés*. Toutes les manœuvres instrumentales seront faites sous le contrôle du doigt.

4. Vaporisation de la cavité utérine. Atmocausis

Cette méthode de date récente est due à Sneguireff, Duhrssen et Pincus. Elle est employée dans les cas de métrorrhagies rebelles aux autres modes de traitement, tels que cautérisation, curettage, etc... mais ne nécessitant pas cependant d'opérations radicales. L'atmocausis a été également employé dans les cas de métrites invétérées, compliquées ou non de lésions annexielles. Cependant l'opinion n'est pas unanime sur la valeur de ce genre de traitement dans ces dernières affections. Il semble, en revanche, être réellement très efficace dans les cas de métrorrhagies incoercibles ; des autorités incontestables comme *Fritsch* et *von Winckel* s'en portent garants. Personnellement, voici quelle est ma technique, basée sur une expérience de 150 cas.

Vingt-quatre heures avant l'opération, introduction d'une tige de laminaire de dimension moyenne. Avant l'application de la vapeur, nettoyage mécanique et antiseptique très soigné du vagin et de la cavité utérine. Le vagin est garni de plaques aplaties d'ouate humide. La vulve sera protégée de la même façon. Une pince de Museux fixant la lèvre antérieure du museau de tanche maintient les plaques d'ouate garnissant la paroi antérieure du vagin, et protégeant l'urèthre. La sonde à double courant, servant à conduire la vapeur, est protégée par un manchon ; elle est introduite sans que l'on permette l'accès de la vapeur qui, ultérieurement, doit pouvoir monter de 102 à 120°. Avant son introduction, le cathéter à double enveloppe, préalablement stérilisé, est maintenu dans une solution antiseptique froide.

Une fois l'instrument en place, on ouvre le robinet, la vapeur passe dans la cavité utérine. Au bout de peu de temps, l'utérus se contracte ; à ce moment, mon assistant et moi, avons fréquemment remarqué que le pouls se ralentissait, et même s'arrêtait pour devenir ensuite fréquent et petit ; simultanément, le tonomètre de Gaërtner accusait un abaissement considérable de la pression sanguine dans les radiales. J'ai toujours constaté, après l'ébouillantement, un changement de composition du sang. Il se produisait en place de l'hypotonie, de l'isotonie ; puis, après l'isotonie, de l'hypertonie.

La contraction de l'utérus chasse au dehors, par le tube de retour, la vapeur condensée, le sang et les débris de la muqueuse. L'application dure ordinairement 10 à 15 secondes : on a pu en prolonger la durée jusqu'à deux minutes, si l'atrésie est indifférente ou même désirable.

J'ai l'habitude de procéder préalablement au curettage. Le cancer du corps est une contre-indication, de même du reste que la jeunesse des sujets. Il en est de même des annexites et appendicites suppurées. Après l'opération, dix jours de repos au lit : irrigations désinfectantes, on ne touche plus à la cavité utérine ; deux ou trois semaines après, on cathétérise régulièrement pour éviter des atrésies éventuelles.

IV

OPÉRATIONS PRATIQUÉES
APRÈS INCISION DU CUL DE SAC ANTÉRIEUR, ET DILATATION SANGLANTE DU COL

Pour l'anatomie topographique et opératoire, se reporter ci-dessus.

1. Incision de la lèvre antérieure du col

La dilatation du col peut parfois être difficile à pratiquer, elle peut être insuffisante. Aussi Martin, le premier, a-t-il proposé d'inciser longitudinalement la lèvre antérieure du col, jusques et y compris l'orifice interne. Dans ces cas, il faut inciser transversalement le cul de sac antérieur, de façon à séparer la vessie du col. Le museau de tanche est découvert, la lèvre antérieure en est abaissée au moyen d'une pince de Museux : de la sorte, le cul de sac antérieur est bien exposé, et déplissé latéralement au moyen de deux tire-balles, aidées par une troisième pince placée sur le vagin, près de l'orifice uréthral. Dans l'aire ainsi découverte (fig. 34), on voit un pli transversal correspondant au point où l'adhérence de la vessie au tissu conjonctif péri-cervical devient intime. Il faut, en évitant la vessie, remonter le long du col, en décollant en haut le cul de sac péritonéal. Tout ceci s'exécute après avoir incisé le vagin, entre le museau de tanche et le bourrelet transversal dont nous avons parlé. Le décollement se fera avec un instrument mousse [et surtout avec l'ongle du pouce], dans le tissu conjonctif. Pour élargir le champ opératoire et mettre complètement la vessie à l'abri, on soulève le réservoir urinaire au moyen d'une valve placée dans la brèche. Les ciseaux ne doivent pas quitter le tissu ferme du col. Quand sa paroi antérieure est complètement mise à nu, on incise longitudinalement la lèvre antérieure jusqu'à l'orifice utérin

Planche XVII. — **Amputation supra-vaginale du col (d'a-près Kaltenbach).** *Incision circulaire, portant d'abord sur le voûte vaginale antérieure.* — Le champ opératoire est exposé comme dans la colporraphie antérieure. Les deux lèvres du col sont saisies avec des tire-balles.

Planche XVIII. — **Amputation supra-vaginale du col (d'a-près Kaltenbach).** *Ligature de l'artère utérine.* — Cette ligature est faite, bien entendu, avant l'excision du col. La place de l'ar-tère est indiquée par ses battements.

Planche XIX. — **Amputation supra-vaginale du col (d'a-près Kaltenbach).** *Détachement du col,* qui se présente sous forme de champignon. On incise d'abord la paroi antérieure. On voit de chaque côté les ligatures des artères utérines. On procède ensuite à la suture finale, qui réunit la muqueuse cervicale à la muqueuse vaginale.

Planche XX. — **Enucléation d'un polype fibreux, après fente de la paroi antérieure du col.** *On sépare la vessie du col. La lèvre antérieure du col est fendue.* Une sonde est placée dans l'u-rèthre pour éviter une lésion de la paroi vésicale. Un cathéter in-tra-utérin guide les ciseaux dans la matrice.

Planche XXI. — **Enucléation d'un polype fibreux, après fente de la paroi antérieure du col.** *Dilatation de la cavité uté-rine.*

Planche XXII. — **Enucléation d'un polype fibreux, après fente de la paroi antérieure du col.** *Morcellement* (si le polype est gros), *arrachement* (si le polype est petit).

Planche XXIII. — **Enucléation d'un polype fibreux, après fente de la paroi antérieure.** *Suture,* au catgut, *de l'incision faite sur la lèvre antérieure du col.*

Fig. 28. — **Enucléation d'un polype fibreux après fente de la paroi antérieure du col.** — *Suture de l'incision vaginale.* La section du col est déjà suturée.

---

interne. Si, préalablement, on a procédé à une dilatation du canal cervical (pl. 21), il sera alors facile d'inspecter la cavité utérine et de procéder à des opérations ultérieures : enlèvement de corps étrangers (hystéromètres brisés, tiges de laminaire), ablation de polypes, de fibro-myomes sous-muqueux procidents, avec ou sans morcellement (pl. XXII). Nous avons déjà décrit la façon de procéder à ces dernières interventions.

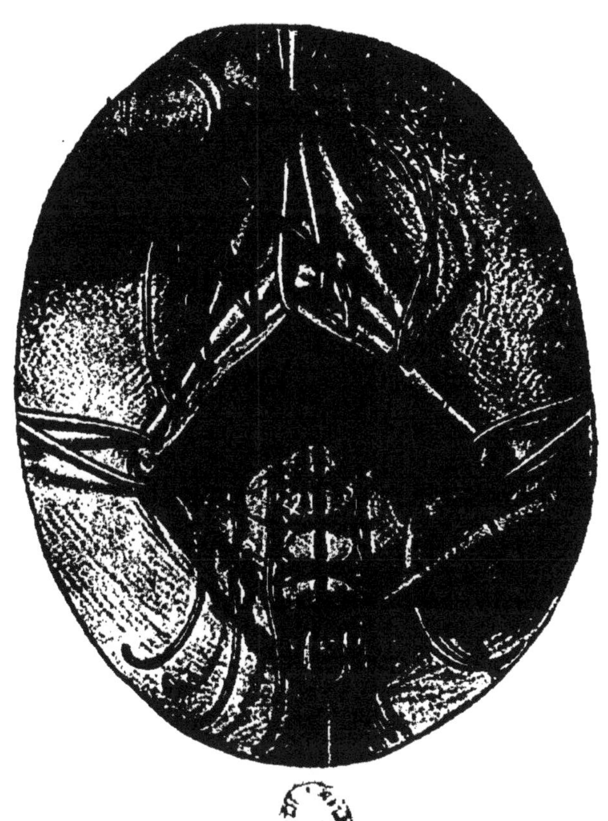

Fig. 28. — Enucléation d'un polype fibreux après fente
de la paroi antérieure du col.

La suture de l'incision du col est faite au moyen de fils de catgut transversaux, comprenant toute l'épaisseur de la lèvre, et noués du côté de la lumière du col. La vessie décollée est ensuite suturée au col, de façon que dans la profondeur de la plaie ne subsiste aucun « espace mort ». Il faudra donc faire quelques sutures perdues (fig. 28). Enfin des points de suture coaptent exactement les lèvres de l'incision de la muqueuse (pl. XXVIII).

Note additionnelle

[Comme le fait remarquer Schæffer, l'incision longitudinale de la lèvre antérieure du col, remontant jusqu'au-dessus de l'orifice utérin interne, après décollement de la vessie, donne un accès facile dans la cavité utérine. Mais l'incision commissurale du col, uni ou bilatérale, séparant l'organe en deux valves, une antérieure et une postérieure, permet encore mieux l'exploration de l'utérus et les manœuvres que nécessitent l'énucléation et le morcellement des fibromes dont on pratique l'ablation en essayant de conserver la matrice. Notons à ce propos qu'il est nécessaire de ne pas confondre l'ablation des corps fibreux pédiculés, si complexe qu'elle puisse être, avec l'extirpation par morcellement d'un fibrome interstitiel. C'est cette section commissurale du col, cette *hystérotomie cervico-vaginale* que Paul Segond a préconisée, non seulement dans les cas de polypes et de fibromes sous-muqueux d'accessibilité vaginale évidente, mais encore dans l'ablation des fibromes interstitiels du corps, avec corps sain et col nullement dilaté. Voici, sommairement résumée, la technique de Segond (in Thèse du docteur Dartigues) (1) :

1° *Incision commissurale du col, uni ou bilatérale.* — Le col, saisi sur chaque lèvre par une pince de Museux, est abaissé et amené à la vulve, on le sectionne, au niveau d'une commissure jusqu'à l'isthme et au delà, en empiétant même, au besoin, sur presque toute la hauteur du bord latéral correspondant du corps (voy. fig. 29). L'incision entame donc quelque peu l'insertion du cul de sac latéral : comprenant col, insertion vaginale, corps utérin, c'est plus qu'une cervicotomie commissurale, c'est une

---

(1) *Chirurgie conservatrice de l'utérus et des annexes dans le traitement des fibromes.* Th. Paris, 1901.

SCHAEFFER. — Technique gynécologique.   5

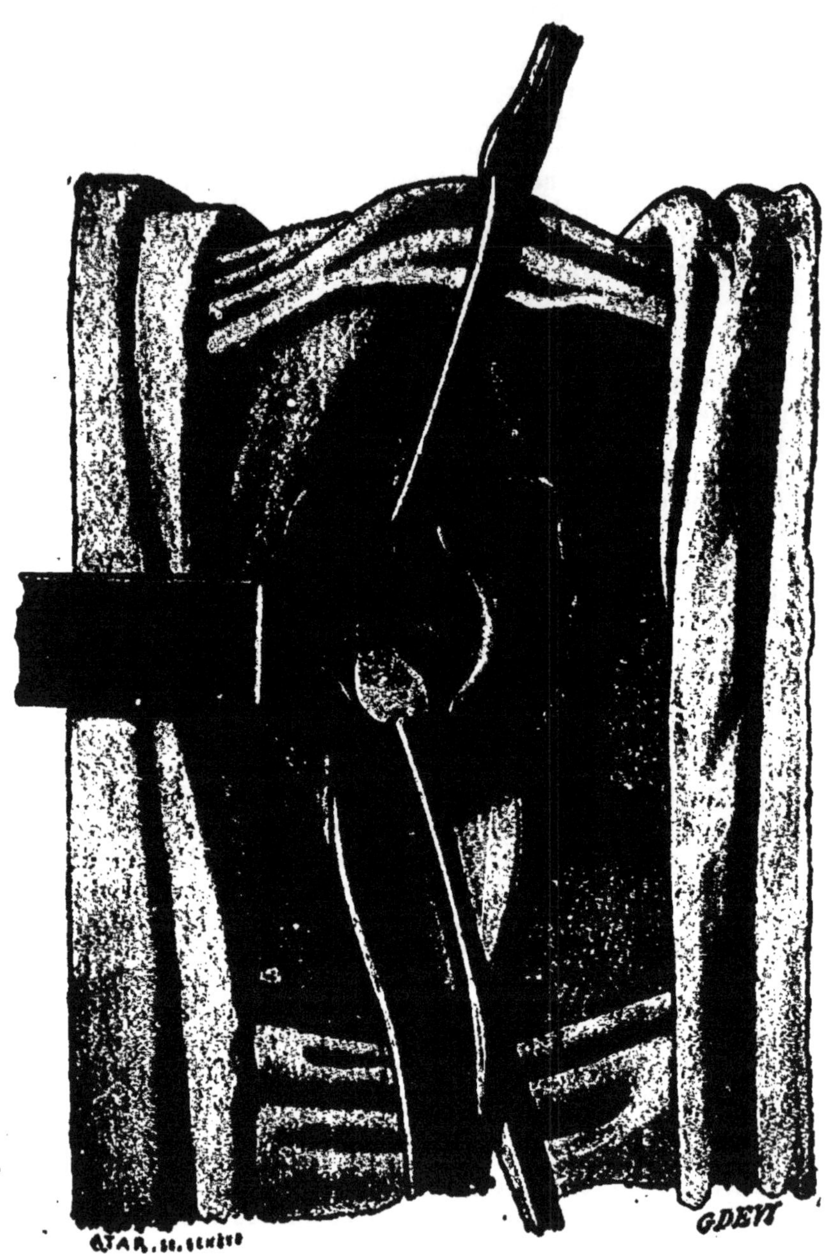

Fig. 29. — Incision unilatérale ; on aperçoit le fibrome revêtu de
la muqueuse utérine ouverte par un coup d'ongle.

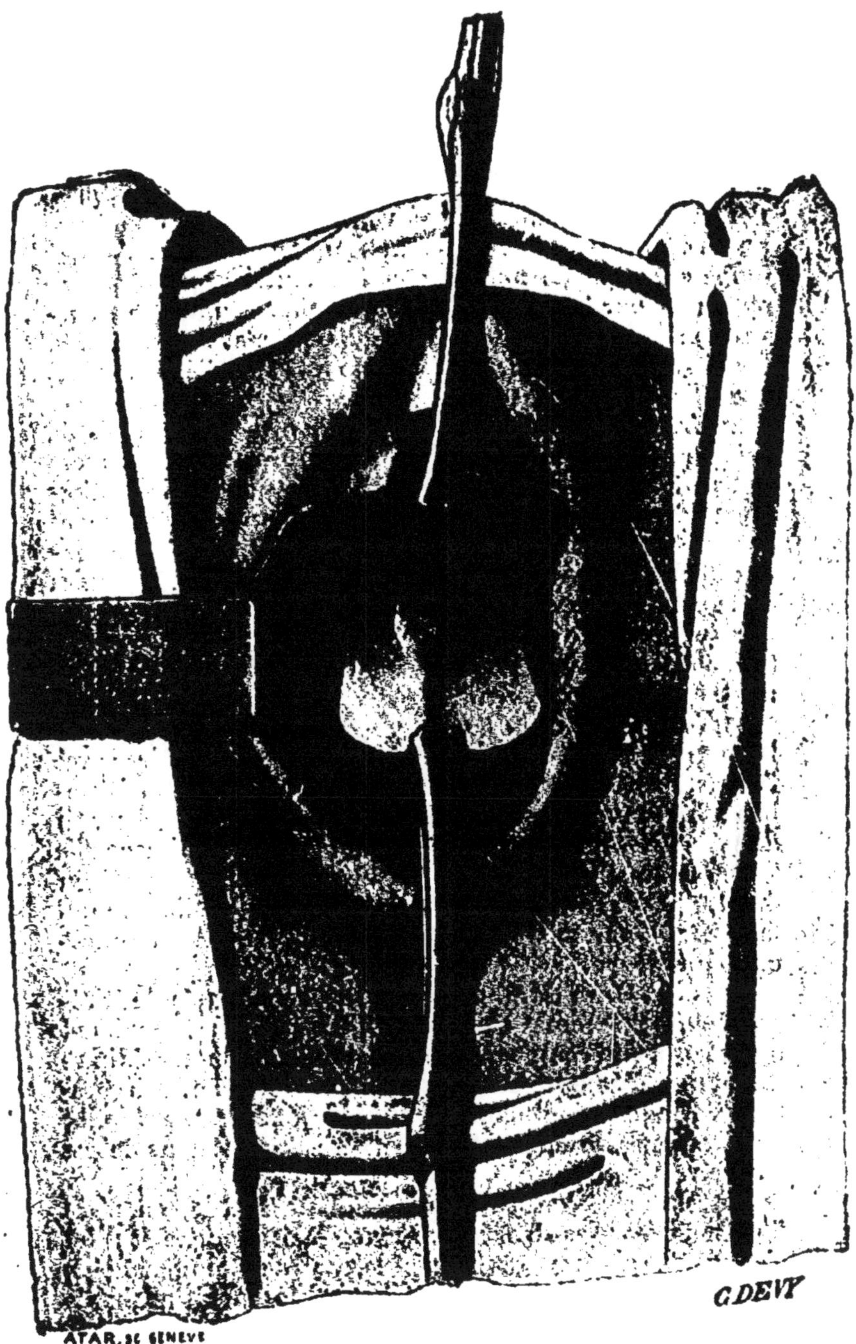

Fig. 30. — Incision bilatérale : on aperçoit le fibrome revêtu de la muqueuse utérine ouverte par un coup d'ongle.

hystérotomie cervico-vaginale, donnant accès sur la partie interne de la base du ligament large. Unilatérale, elle a l'aspect d'une entaille largement ouverte, elle donne un jour considérable et peut suffire, dans quelques cas, pour l'exécution des manœuvres suivantes : bilatérale, elle donne au museau de tanche, fendu transversalement, l'aspect d'une « gueule de four », elle fait tout le jour désirable et suffit pour tous les fibromes justiciables de cette intervention (fig. 30). Cette hystérotomie permet l'introduction facile du doigt pour l'exploration, et des instruments pour l'opération.

2° *Exploration de la cavité utérine.* — Quelquefois la tumeur, bombant à travers l'utérus bivalve, vient alors s'offrir à la vue, il n'est guère alors possible et utile d'explorer davantage : on n'a qu'à commencer immédiatement le morcellement ; le plus souvent, on peut introduire l'index que l'on promènera sur les faces, les bords, les angles de la cavité utérine et l'on se rendra compte du siège du fibrome, de son volume, de son point le plus accessible (fig. 30). Le toucher bi-manuel abdomino-intra-utérin facilitera cette investigation.

3° *Morcellement du fibrome.* — L'index étant placé sur la partie la plus accessible du fibrome, on déchire avec l'ongle, ou avec le bistouri si le fibrome est visible d'emblée, la muqueuse, on effondre la coque péri-fibreuse, en dissociant les fibres musculaires (fig. 30). La déhiscence de la coque ainsi obtenue, on décortique avec l'extrémité du doigt, dans la mesure des limites possibles, le fibrome qui fait hernie, à travers les lèvres retroussées de la plaie musculo-muqueuse.

Dans cette aire du fibrome dégagé on enfonce le tire-bouchon (instrument de traction qui ne dérape jamais) et quand on sent la tumeur bien en main par l'intermédiaire de cet instrument, on continue la décortication. On procède à l'énucléation pure et simple si le fibrome est petit ; on commence immédiatement le morcellement dans le cas contraire (fig. 31).

C'est un morcellement par évidement conoïde, en plein fibrome, avec les spires du tire-bouchon comme axe et point d'appui. On plonge franchement le couteau à long manche, à lame lancéolaire légèrement recourbée et bitranchante de Segond, dans le tissu fibreux, et un peu obliquement vers la pointe du tire-bouchon jusqu'à ce qu'on ait la sensation d'être au-dessus d'elle : alors seulement, par des mouvements de va-et-vient, on décrit une sorte de circumduction qui ramène le couteau à son point de départ. Le

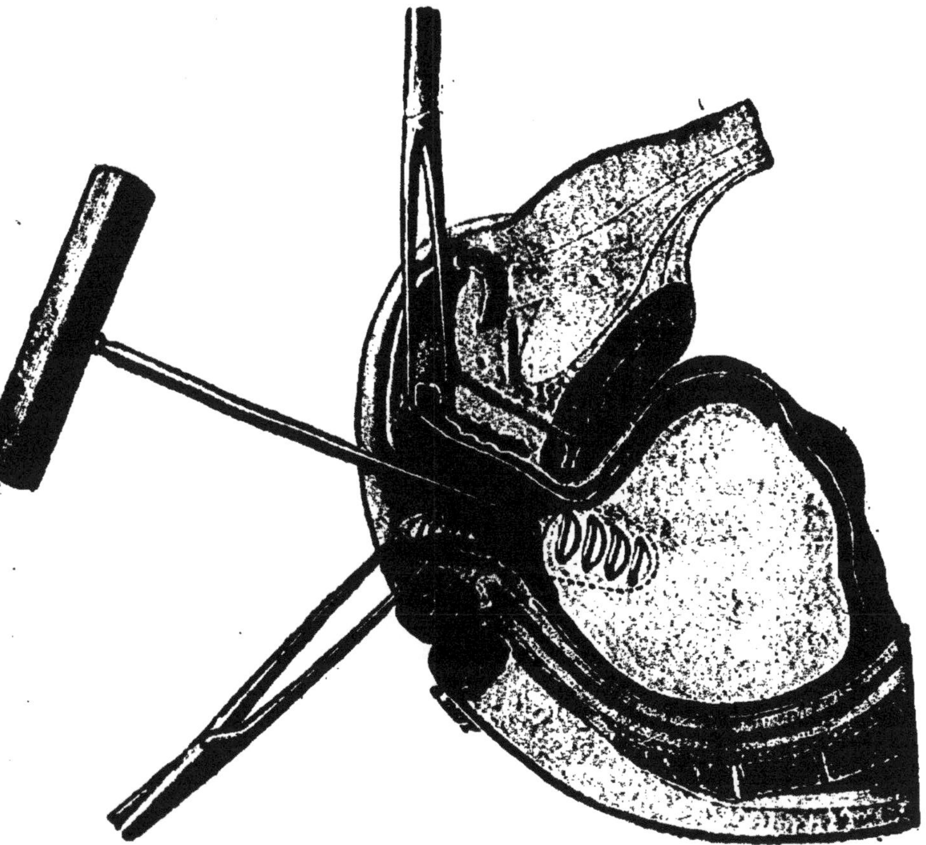

Fig. 31. — Implantation du tire-bouchon dans le fibrome. Le pointillé indique l'endroit où passera le couteau qui détachera ainsi une sorte de cône fibreux.

tire-bouchon cède sous l'effort d'une petite traction : il a entraîné avec lui un fragment conique du fibrome. On continue la même manœuvre plusieurs fois, autant qu'il est nécessaire pour diminuer le volume de la tumeur. Le fibrome une fois réduit de volume, le doigt a une action plus .efficace et trouve plus facilement le plan de clivage ; alors, par des mouvements de traction et de torsion s'opère

le désenclavement de la partie supérieure de la tumeur qui
vient en bloc à la vulve. Il est d'autres cas où le fibrome,
solidement incrusté, résiste jusqu'à la fin, sans jamais offrir

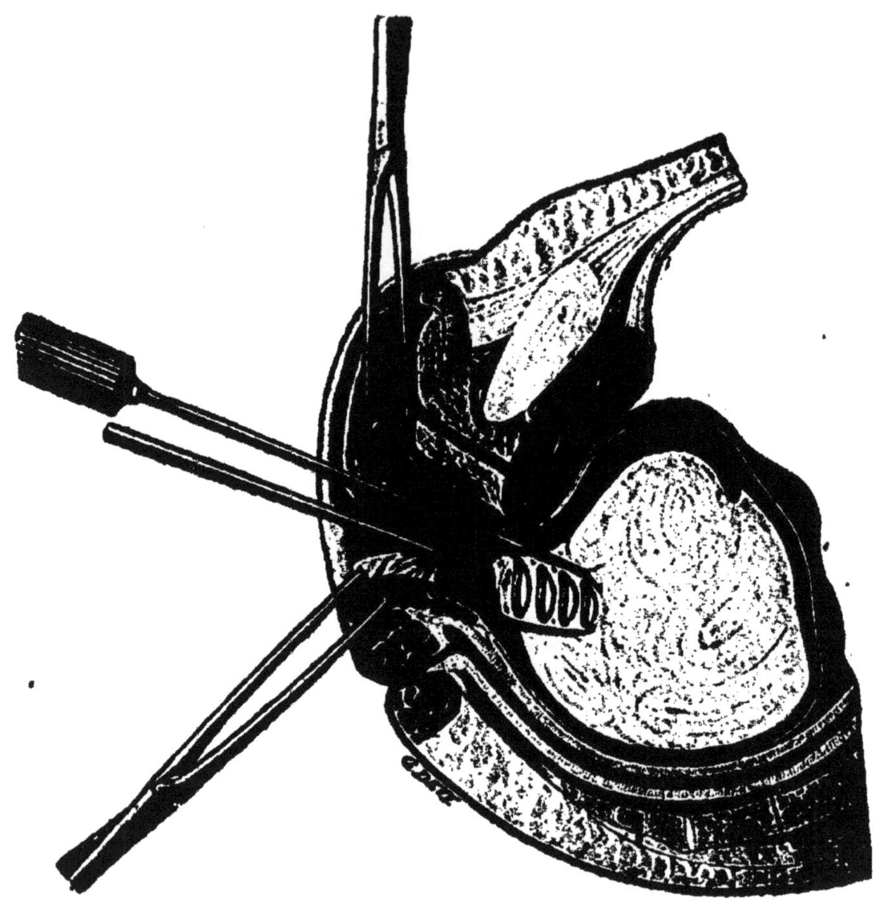

Fig. 32. — Le couteau décrit autour des spires du tire-bouchon
un mouvement de circumduction.

les zones de décollement espérées ; on est obligé d'aller jusqu'au bout de l'extraction par le morcellement, mais il
faut alors se méfier, et la prudence commande de substi-
tuer au tire-bouchon, comme instrument de prise, des pinces

à abaissement et quelquefois au couteau à double tranchant de longs ciseaux courbes.

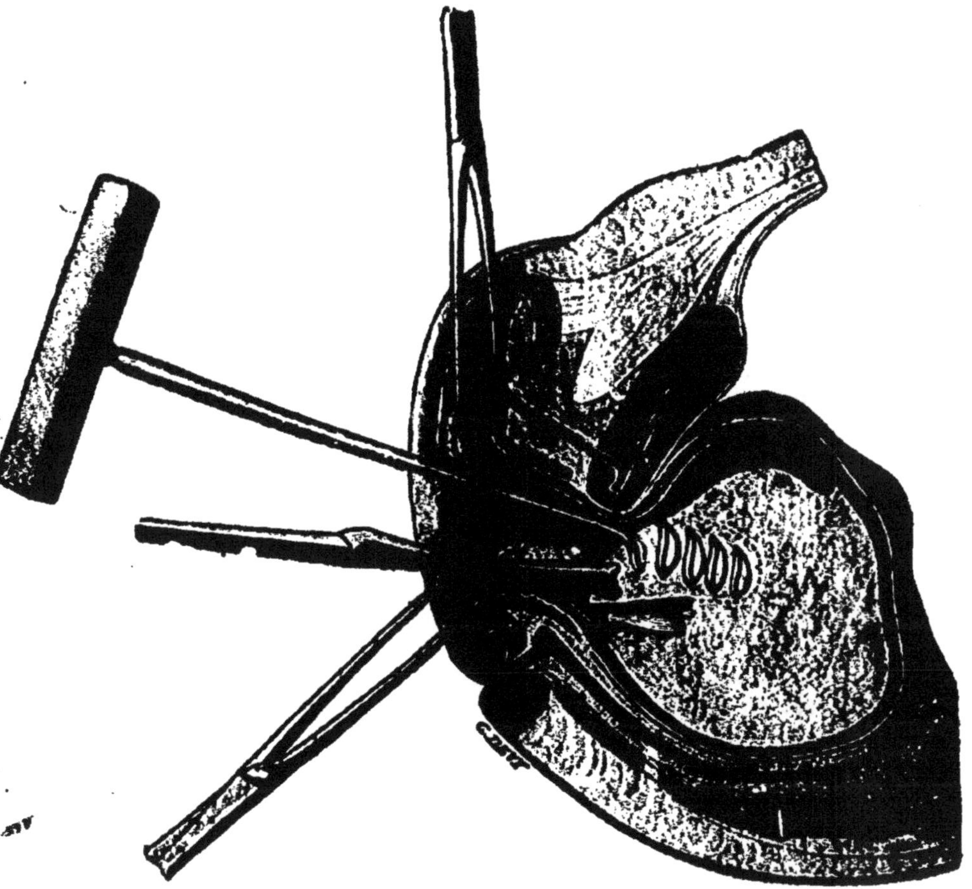

Fig. 33. — Un cône fibreux a été détaché, et, grâce à une pince qui n'a pas laissé *filer* le fibrome et qui sert d'amarre, ou a revissé le tire-bouchon.

4° *Traitement des loges fibreuses déshabitées et de la cavité utérine*. — De l'énucléation résultent des cavités de dimensions variables, le doigt s'assure s'il n'y a pas, sur leur surface interne, de solution de continuité, soit vers la cavité péritonéale, soit vers l'espace interlamellaire du ligament large ; on les déterge soigneusement et on les tamponne ainsi que la cavité utérine.

5° *Suture du col.* — Bien souvent elle n'est pas indispensable.]

Le décollement vésical, tel que nous venons de le décrire, permet : la ligature des artères utérines, l'amputation supra-vaginale du col, la cure des fistules vésico-cervicales et vésico-urétéro-cervicales, l'incision des abcès paramétritiques.

2. Ligature des artères utérines

Cette opération constitue, le plus souvent, un temps préalable de l'ablation partielle ou totale de l'utérus. Elle est employée parfois, isolément, dans certains cas de fibromes fortement hémorrhagiques, affectant des malades exsangues, ou atteintes d'affections cardiaques, et chez lesquelles, par suite, on ne peut tenter une opération radicale, ni administrer un anesthésique. Il s'agit alors là d'une opération palliative.

Ainsi que nous l'avons vu au chapitre de l'anatomie, l'artère utérine, avant de monter le long des bords de la matrice, se recourbe à environ 2 centim. du col, sur son côté, à peu près 3 centim. au-dessus du museau de tanche. C'est en ce point que l'artère croise l'uretère qui, de postérieur au vaisseau, lui devient antérieur, s'approche du col à près d'un centimètre, dans le tissu conjonctif péri-cervical, et enfin aboutit à la vessie. Pour atteindre facilement l'artère, il faudra donc récliner en haut la vessie et les uretères, qui auront été latéralement séparés du col. Il y aura donc production de deux valves, l'antérieure contenant la vessie et l'uretère ; la postérieure, le col et les vaisseaux utérins.

Pour arriver à ce résultat, on peut opérer différemment : ou bien inciser séparément chaque cul de sac latéral, en décollant avec le doigt chaque uretère (on place ensuite plusieurs ligatures : sur l'artère cervico-vaginale, sur le coude de l'utérine, et enfin sur son tronc lui-même) ; ou encore inciser transversalement le cul de sac vaginal antérieur et refouler en bloc la vessie et les deux uretères : on évite ainsi toute atteinte à un uretère anormalement situé. On se conduit ensuite, moins l'incision du col, comme il a été dit plus haut. Le doigt permet de reconnaître les pulsations artérielles, et on procède aux ligatures. On résèque le vaisseau entre deux nœuds. Notons que si l'utérus est trop fortement attiré en bas, ou la valve trop appuyée, les pulsations ne peuvent être senties; il faudra donc relâcher à temps (pl. XVIII).

La façon de faire la suture du cul de sac antérieur a été indiquée plus haut ; il est particulièrement indispensable d'user de sutures perdues.

Les résultats de ces opérations palliatives, dans les cas de fibromes hémorrhagiques, et chez des sujets exsangues, sont très diversement appréciés : aussi l'opération est-elle rarement exécutée. Dans un cas d'hémorrhagies datant de dix ans, chez une malade cardiaque et exsangue, j'ai obtenu un beau succès. Mais cette opération est très douloureuse sans anesthésie ; il s'agit en effet d'une région riche en nerfs, et où se trouve le ganglion nerveux juxta-cervical. On peut recommander cette intervention pour permettre de gagner du temps, et pouvoir relever l'état de la malade. Dans la plupart des cas, on n'a pas à redouter de pertes gangréneuses, puisque l'artère utérine s'anastomose largement avec l'utéro-ovarienne.

[Nous reviendrons, au chapitre consacré à l'hystérectomie vaginale, sur la ligature des utérines.]

3. Amputation supra-vaginale du col
(*Carl Schroeder-Kaltenbach*).

C'est l'ablation extra-péritonéale du col, dans sa portion supra-vaginale, au-dessous de l'orifice utérin interne. Cette opération a surtout été employée dans les cas de cancers circonscrits du col. Il faut noter que, même au début dans ces cas, on a trouvé des proliférations malignes dans le corps utérin. Aussi, si le corps de l'utérus est épaissi, s'il existe des hémorrhagies atypiques, ou si la tumeur du col présente des caractères adéno-carcinomateux, il faut absolument préférer l'exérèse totale de l'organe.

Certes, d'une façon générale, l'opinion actuelle tend, dans tous les cas, à adopter cette dernière solution. Toutefois il faut noter qu'avec la simple amputation du col, on a obtenu de très belles survies.

Ici aussi, l'opération débute par l'ouverture du septum

vésico-cervical (pl. XVII). L'incision sera prolongée latéralement, le col étant situé dans le domaine des branches utérines principales, qui doivent être liées avant de procéder à l'amputation circulaire du col. Des tire-balles tendant le cul de sac antérieur, on fait l'incision transversale, à laquelle on ajoute une section passant en arrière du col, et rejoignant les deux extrémités latérales de la première. On fait ensuite la ligature des branches de l'utérine (pl. XVIII et XIX). On isole le col de telle sorte que le museau de tanche, entouré d'une étroite collerette de muqueuse vaginale, présente la forme d'un champignon. On tend l'utérus vers le bas, et le couteau divise le col à proximité de l'orifice utérin interne, en commençant d'abord par la paroi antérieure, de façon à découvrir complètement le canal cervical, dont on saisit la muqueuse avec des fils de catgut, qui de là vont passer dans la lèvre de la section vaginale (pl. XIX). On complète alors l'excision du col. La fermeture se fait, comme il a été dit plus haut. L'aspect final est celui d'une couronne de sutures, dont les nœuds réunissent la muqueuse vaginale à la muqueuse utérine. Les ligatures des artères utérines sont enfouies (pl. XIX).

4. Cure opératoire des fistules cervico-vésicales et urétérales

Pour exécuter cette opération on a recours, tantôt à une simple dilatation du canal cervical, rendant accessible l'orifice génital de la fistule (ce qui est rare), tantôt (et c'est là le cas plus fréquent), à la dénudation de la paroi antérieure du col en la séparant de la vessie.

La méthode la plus sûre est la seconde : elle permet en effet de sectionner le trajet en deux parties, une vésicale et une cervicale, qui seront, chacune de leur côté, largement avivées et suturées isolément. En isolant la vessie, il faudra entraîner avec elle le plus possible de tissus charnus, et la mobiliser autant qu'on le pourra. Doit-on entraîner avec elle une lame de tissu cervical ? cela dépendra du cas particulier que l'on a à traiter. Les sutures seront placées de la même façon que dans les cas de fistules vésico-vaginales, et d'ouverture du septum vésico-cervical (pl. XII et fig. 28). Il faut environ deux semaines de repos au lit. Le traitement consécutif est celui décrit, jusqu'à présent, pour les opérations pratiquées dans le vagin.

La façon la plus sûre de fermer les fistules urétéro-vaginales est le procédé de Mackenrodt. On pratique une fente vésico-vaginale ; à travers cet orifice on circonscrit la fistule par une incision profonde, qui comprend toute l'épaisseur de la paroi vaginale. On a donc un lambeau adhérent à la fistule ; ce lambeau une fois libéré, est retourné, de façon que sa surface vaginale devienne vésicale, et est suturé dans cette situation aux lèvres de l'incision vaginale.

Si ces opérations ne réussissent pas, et que l'on ne veuille pas traiter la fistule par voie abdominale, on pourra avoir recours aux procédés de pis-aller ; colpocleisis ou ablation du rein.

5. Ouverture des abcès péri-utérins

Cette ouverture se fait au point fluctuant le plus proéminent. La ponction exploratrice ramenant du pus, ou la fièvre de résorption purulente, seront des indications. On aura soin de drainer la cavité de l'abcès avec un tube ou avec de la gaze.

V

DES OPÉRATIONS EXÉCUTABLES APRÈS OUVERTURE DU CUL DE SAC VÉSICO-UTÉRIN (COLPOCŒLIOTOMIE ANTÉRIEURE)

L'ouverture du cul de sac péritonéal antérieur est parfois employée pour fixer en bonne position l'utérus rétrodévié, et aussi pour procéder à certaines opérations sur l'utérus après qu'on l'a fait sortir par la brèche de la colpotomie ; enfin pour pratiquer certaines opérations sur les annexes lorsqu'elles ne sont pas trop distantes du cul de sac, ou qu'elles ne sont pas adhérentes aux intestins.

Pour l'*anatomie topographique et opératoire* voir les chapitres II, III et IX.

1. Colpocœliotomie antérieure

Le commencement de l'opération a été décrit plus haut, à propos de l'incision du septum vésico-utérin. Au lieu d'une incision transversale, on peut avoir recours à une incision longitudinale. On décolle des deux côtés de façon à créer des lambeaux vaginaux ; la plaie affecte alors une forme rhomboïdale. On peut aussi combiner les deux modes en faisant une incision en forme de T. On refoule la vessie par décollement mousse pratiqué dans le tissu cellulaire vésico-vaginal et prolongé jusqu'à l'orifice utérin interne. (fig. 20 et pl. XXIV). On doit décoller soigneusement sur les côtés.

[Ce décollement latéral s'exécute en refoulant soigneusement les tissus péri-utérins le plus haut et le plus loin possible au moyen de l'index. C'est de ce temps que dépend la sécurité des uretères].

Un écarteur soulève la vessie et les uretères. La limite de l'adhérence de la vessie à l'utérus se perçoit nettement sous forme d'un pli transversal ; si on ne le voit pas, un cathéter introduit dans la vessie guidera l'opérateur. Après avoir détaché ce pli, on avance jusqu'au repli péritonéal formant le fond du cul de sac vésico-utérin, souvent facile-

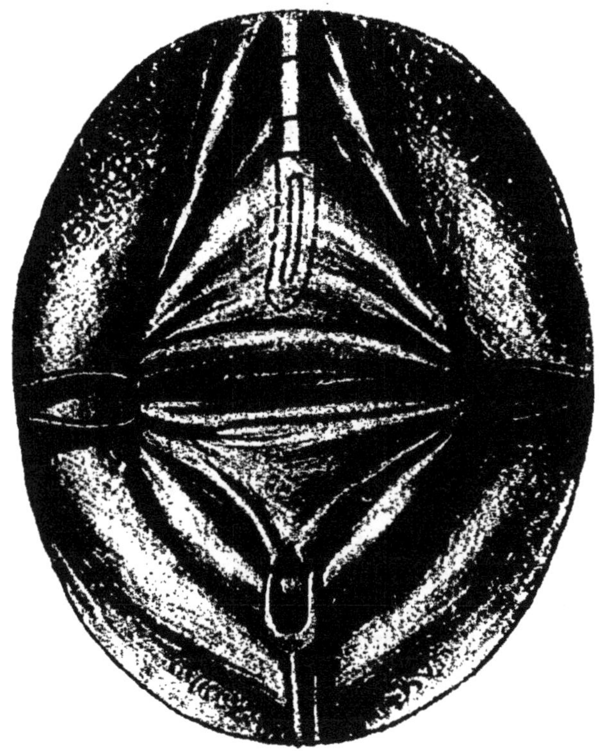

Fig. 34. — *Colpocœliotomie antérieure.* On voit le pli représentant le point d'adhérence solide de la vessie au col, pli visible en attirant le col en bas.

ment reconnaissable à la vue sous forme d'une ligne transversale assez claire. Il faut, autant que possible, éviter de décoller la séreuse, plus haut que l'orifice utérin interne. A certains endroits, et surtout sur la ligne médiane, le décollement mousse est insuffisant, et l'on sera forcé d'avoir recours aux ciseaux. La blessure de la vessie est à redouter, aussi faut-il se maintenir près du tissu dur du col.

On ouvre d'un coup de ciseaux le cul de sac péritonéal, et on agrandit l'ouverture avec les doigts, ou bien en y ouvrant les mors d'une pince mousse. Les lèvres péritonéales sont saisies provisoirement avec des fils de catgut. La lèvre supérieure est chargée par l'écarteur qui, jusqu'ici, a soutenu la vessie, et qui maintenant est enfoncé dans l'excavation vésico-utérine ouverte.

On peut procéder après ce temps à diverses interventions par exemple à la :

2. Vaginofixation utérine (*Duhrssen et Mackenrodt*).

Si l'utérus rétrofléchi est mobile et cependant ne peut être maintenu en antéflexion par un pessaire, il est indiqué de pratiquer une utéro-fixation antérieure. On peut, par exemple, fixer la paroi utérine antérieure à la plaie vaginale.

Un procédé de fixation très solide consisterait évidemment à créer une plaie du paramétrium antérieur, et à laisser la cicatrisation de cette plaie se faire en avant du col. On aurait de la sorte un fort lien fibreux : mais ce procédé expose à des difficultés dans l'accouchement, et ne doit être employé que chez des femmes approchant de la ménopause.

Il est important, en pratiquant la vagino-fixation, de ne pas placer les fils près du fond de l'utérus, car l'expérience a prouvé que des sutures portant sur cette région peuvent, dans une grossesse ultérieure, empêcher le développement de la paroi utérine antérieure. Il peut en résulter soit l'avortement, soit une hypertension de la paroi postérieure faisant obstacle à la dilatation de l'orifice utérin et nécessitant des incisions sur le col, ou même l'opération césarienne. La fixation ne se fera donc que sur des femmes déjà mûres, et sous le couvert des précautions énoncées. Toutefois, et malgré tous les soins, il faut savoir qu'il peut se former des cloisonnements étendus du cul de sac vésico-utérin, renversant en bas et en avant le fond de la matrice. Aussi, même chez des femmes âgées, est-il préférable de recourir au raccourcissement des ligaments ronds, suivant la méthode d'Alexander, ou à la ventrofixation.

Après avoir ouvert le cul de sac vésico-utérin (fig. 34 et pl. XVII et XXIV), et avoir saisi les lèvres péritonéales, l'utérus est ramené en avant, en détruisant la rétroflexion. A cet effet, on exerce d'abord une traction sur la pince placée sur le museau de tanche, avec propulsion consécutive de cette pince vers la concavité sacrée (pl. XXV, fig. 2). Ce mouvement met l'utérus en position verticale, et on peut saisir la paroi utérine antérieure avec une pince à fixation. Une seconde pince est placée plus haut, une troisième encore plus haut jusqu'à ce que l'on puisse amener par la fente péritonéale le corps utérin dans le vagin, et même, éventuellement, jusqu'à la vulve.

Les fils de fixation peuvent maintenant être posés ; on les place près du point d'insertion du ligament rond et on les conduit de là à travers la paroi utérine. Il ne faut pas les placer près du fond de l'utérus, ainsi que nous l'avons dit, mais les faire passer à 2 ou 3 centimètres au-dessus de l'orifice utérin interne. Les fils traversent ensuite la lèvre péritonéale antérieure de la brèche faite au cul de sac (pl. XXV, fig. 2). Avant de serrer les nœuds, on place toutes les sutures de fermeture du cul de sac, puis on noue les fils de fixation, de façon à ramener le fond de l'utérus en avant contre la vessie. La convalescence dure deux semaines.

3. Opérations que l'on peut pratiquer sur l'utérus après colpocœliotomie antérieure

On peut ainsi pratiquer l'ablation de fibromes sous-séreux ou interstitiels, et aussi de germes fœtaux renfermés dans un utérus bicorne, alors que la grossesse en est encore aux premières semaines. Les fibro-myomes sousséreux sont, ou pédiculés ou sessiles. Dans le premier cas, on lie et on sectionne le pédicule ; suivant les cas, on attirera la tumeur seule, ou la tumeur et l'utérus ensemble dans le vagin. Dans le second cas, on sera forcé d'énucléer la tumeur, ce qui sera en général facile.

Dans les cas d'adéno-myomes sis au voisinage des trompes, et généralement très intimement unis aux tissus voisins, il faudra extirper partiellement la tumeur, ou se résoudre à une exérèse totale de la matrice. En tout cas il faut soigneusement réunir les lèvres de la plaie résultant de l'ablation, et recouvrir avec la séreuse.

Si la base de la tumeur atteint l'endométrium, ou encore si la cavité utérine a été ouverte, il faudra suturer séparément la muqueuse et le muscle utérin ; les fils placés sur la muqueuse seront liés vers la cavité utérine. Si l'on craint la présence de ces fils dans la cavité utérine, on placera les sutures en ayant soin de cheminer à travers la muqueuse

Planche XXIV. — **Colpocœliotomie antérieure.** *Séparation de la vessie du col utérin* (Colpotomie antérieure).

Planche XXV. — Fig. 1. — **Colpocœliotomie antérieure.** Etalement de la voûte du cul de sac antérieur au moyen de deux tireballes. La rétroflexion est corrigée. Le point d'ouverture du cul de sac antérieur est indiqué ainsi que le septum vésico-vaginal.

Fig. 2. — *Vaginofixation utérine* par colpocœliotomie (*Duhrssen*). Pose du fil de fixation, *au-dessous* du fond de l'utérus, dans le cul de sac vésico-utérin.

Planche XXVI. — **Ovariotomie après colpocœliotomie antérieure.** — *L'utérus et l'ovaire sont sortis de la vulve,* après avoir été attirés à travers l'ouverture du cul de sac antérieur, dont les lèvres péritonéales sont visibles sur la figure. Les vaisseaux du fond de l'utérus sont rendus très apparents par suite de cette sorte d'étranglement.

---

sans la traverser, en suivant une conduite analogue à celle indiquée pour les fistules vésico-vaginales (pl. XII). On ne saurait naturellement appliquer ce procédé qu'à de petits fibro-myomes ne dépassant pas le volume d'une pomme.

Le traitement de la corne gravide d'un utérus bicorne, ou d'une grossesse tubo-interstitielle, toutes affections dans lesquelles sont à redouter des ruptures intra-péritonéales, est toujours une opération atypique. Dans le premier cas, la technique aura certains rapports avec l'ablation d'une poche tubaire ; dans le second, avec l'énucléation d'un myôme. Le plus souvent on aura avantage à recourir à la laparotomie.

4. Opérations sur les annexes

La *colpocœliotomie antérieure* permet d'exécuter un certain nombre d'opérations sur les annexes. Les contre-indications ne proviennent pas tant de la grosseur des tumeurs (car celles-ci, généralement liquides, pourront être ponctionnées et vidées de leur contenu, de façon à en réduire le volume), que du siège des organes à extirper (fixation des annexes près du détroit supérieur, dans le cul de sac postérieur), ou de l'importance des adhérences intestinales et épiploïques, et des fusions par adhérences avec le péritoine voisin.

Le domaine de l'incision vaginale antérieure s'étend donc aux tumeurs grosses et faciles à évacuer, comme aux petites tumeurs dures, mobilisables, situées au-dessous du détroit supérieur, et placées dans le cul de sac antérieur. On pourra aussi atteindre des collections annexielles placées sur la face postérieure de l'utérus antéfléchi, à condition qu'elles ne soient pas adhérentes au fond du cul de sac de Douglas. Nous pourrons donc soigner, par la voie qui nous occupe, des lésions ovariennes (castration, ablation de kystes ovariens et paraovariens, kystes dermoïdes, petits fibromes ovariens), et aussi pratiquer l'extirpation de grossesses tubaires dans les premiers mois, d'hydro et de pyo-salpinx, ni trop haut situés, ni trop adhérents ; parfois enfin l'on pourra avoir à traiter des lésions appendiculaires.

L'ablation des ovaires est une opération typique ; il suffit en effet de placer une ligature sur une formation plus ou moins pédiculée.

On attire au dehors l'ovaire, parfois l'utérus et l'ovaire, au moyen d'une colpocœliotomie telle que nous avons appris à la faire, au chapitre de la vaginofixation (pl. XXVI). On lie les artères, puis toute la base de la partie à exciser. Les vaisseaux principaux sont l'artère spermatique interne arrivant à l'ovaire par le ligament suspenseur de cet organe, et aussi les branches tubaires et ovariennes émanées de l'utérine. La ligature du ligament suspenseur de la trompe avec les vaisseaux qui la longent, et du ligament tubo-ovarien, suffisent donc pour interrompre toute circulation. Pour plus de sûreté, au point de vue d'hémorrhagies possibles, et aussi pour antéfixer l'utérus, il sera bon de fixer le moignon ligamentaire dans la plaie vaginale (pl. XXXIII). La plaie de la colpocœliotomie est fermée par un surjet. S'il y a infection, on tamponnera sans fermer.

Une technique particulière est à employer dans les cas de kystes sous-séreux qui doivent être énucléés du ligament large, ou parfois abordés par le cul de sac postérieur. La colpotomie ne permettra de les traiter que s'ils sont petits.

La plupart des abcès pelviens, tubaires ou autres, seront attaqués par le cul de sac postérieur. Il faut de toute façon

Planche XXVII. — Ovariotomie après colpocœliotomie antérieure. *Pose des fils étreignant le pédicule tubo-ovarien.* Un fil embrasse le ligament tubo-ovarien et l'origine de la trompe: l'autre étreint le ligament suspenseur de l'ovaire.

Planche XXVIII. — Ovariotomie après colpocœliotomie antérieure. *Suture en surjet de la brèche péritonéo-vaginale.*

---

prévoir une erreur de diagnostic, et être préparé à la laparotomie ou à l'ablation totale.

S'il s'agit de cysto-adénomes, le danger d'inoculation est plus grand dans la colpotomie que dans la laparotomie.

VI

OPÉRATIONS QUI SONT EXÉCUTÉES APRÈS OUVERTURE DU CUL DE SAC DE DOUGLAS

Cette voie est, dans certains cas, plus pratique que celle de la colpotomie antérieure. Si l'ovaire est placé normalement, la distance à parcourir en passant en arrière de la matrice est cependant plus grande qu'en passant en avant.

Aussi ne devra-t-on employer la colpotomie postérieure que pour atteindre des annexes placées dans le cul de sac postérieur, ou pour opérer sur la face postérieure d'un utérus rétrofléchi. Par cette voie, nous pouvons avoir à traiter des tumeurs ovariennes ou paraovariennes, intraligamentaires, rétropéritonéales ; des grossesses tubaires, salpingites purulentes, pelvipéritonites, hématocèles rétro-utérines, tumeurs utérines, adhérences du Douglas, et aussi des entérocèles. On pourra également avoir à pratiquer la rétrofixation du col.

Si les tumeurs font saillie dans le rectum, elles sont parfois accessibles par une incision rectale.

1. Colpocœliotomie postérieure et rétrofixation du col.

On étale la région au moyen de deux pinces tire-balles, placées latéralement, et en déprimant la paroi vaginale postérieure avec une valve. Après avoir incisé le cul de sac postérieur (planche III), le rectum, et, avec lui, le cul de sac péritonéal, sont décollés à l'aide du doigt ou d'un instrument mousse, sur une faible hauteur. Cette manœuvre est assez aisée, l'adhérence du rectum étant relativement lâche. D'un coup de ciseaux, on ouvre le cul de sac ; la boutonnière ainsi créée est élargie avec les doigts (planche IV). Les lèvres péritonéales sont repérées : si la plaie saigne, on pourra poser quelques sutures sur la lèvre vaginale. La simple ouverture du cul de sac postérieur pourrait à elle seule, d'après *Lohlein*, être curative dans la tuberculose pelvi-péritonéale.

La *rétrofixation du col avec suppression du Douglas*, se fait au moyen de plusieurs fils de catgut, placés dans la cavité péritonéale, et unissant la paroi postérieure du col au revêtement du sacrum et au rectum (planche V).

La brèche péritonéale est fermée au catgut par un surjet ou une suture en bourse (planche VI). Le cul de sac est refermé avec des sutures perdues, en embrassant une notable profondeur de tissus.

Cette opération peut être suivie de la colporraphie postérieure, ainsi qu'elle a été décrite plus haut (planche VIII et fig. 16) ; dans ce cas, il faudra faire attention à ne pas trop rétrécir le vagin. Deux semaines de séjour au lit.

2. Traitement opératoire de la grossesse ectopique et de ses conséquences.

Le sac tubaire renfermant un œuf jeune est facile à lier et à enlever, surtout s'il n'est fixé que par des adhérences lâches. S'il y a eu rupture tubaire, ou avortement tubaire, la cavité pelvienne est remplie de sang frais, pouvant même encore couler ; très souvent, en effet, on voit, au moment de l'intervention, la trompe saigner.

Si l'hémorrhagie est de date plus ancienne, on trouve le cul de sac postérieur rempli par des caillots et des couches de fibrine. Cette *hématocèle rétro-utérine* ne met nullement à l'abri d'une hémorrhagie ultérieure venant des débris ovulaires. Dans tous les cas donc, la ligature et l'ablation de la trompe sont indiquées, à moins que les annexes, facilement explorables, ne soient intactes.

Note additionnelle.

[Dans son rapport sur le traitement des grossesses extra-utérines (Congrès périod. de Gyn., d'Obst. et de Ped., Marseille, 1898), *Segond* insiste sur les différences à apporter dans le traitement des grossesses extra-utérines de moins de cinq mois compliquées, suivant que l'on a affaire à des complications hémorrhagiques ou à une hématocèle enkystée. Dans le premier cas, la laparotomie s'impose absolument. Au contraire, en présence d'une hématocèle enkystée confirmée, sans poussées hémorragiques, et assez grosse pour réclamer l'intervention, c'est l'incision vaginale qui doit être considérée comme l'opération de choix. Dans la majorité des cas, elle donne la guérison, avec disparition ultérieure de tous les reliquats anatomo-pathologiques annexiels ou autres. Il est possible que cette guérison définitive ne se fasse pas, et que les indications d'une intervention ultérieure se posent ; mais la colpotomie n'en conserve pas moins tous les avantages d'une opération d'attente, simple et bénigne, qui permet de remplir les indications de l'heure présente sans engager l'avenir. Quand la colpotomie rencontre quelque difficulté imprévue, comme le retour de l'hémorrhagie ou la constatation de grosses lésions annexielles exigeant l'ablation, rien de plus simple, en général, que de remplir aussitôt les indications par voie vaginale, soit en enlevant simplement les annexes qui saignent, soit en pratiquant la castration utéro-annexielle totale.

La colpotomie doit se pratiquer au bistouri, sans le secours d'aucune instrumentation spéciale. Il faut vider la poche avec une extrême douceur, abandonner, de parti pris, au drainage ce qui ne sort pas facilement, et éviter, en particulier, les manœuvres extérieures d'expression abdomino-vaginale. Bien entendu, s'il s'agit d'une hématocèle à poussées hémorrhagiques successives, on aura recours à la laparotomie].

3. Traitement opératoire des abcès du cul de sac de Douglas.

Les simples adhérences inflammatoires du Douglas ne réclament que leur dissociation faite avec le doigt, ou avec un instrument mousse. Si certaines de ces brides saignent, elles devront être sectionnées entre deux ligatures. Si l'on constate des adhérences utéro-tubaires peu résistantes, elles seront détruites. Il faut bien noter que, dans ces cas, la guérison définitive est des plus problématiques. Dans certains cas, on enlèvera par la colpotomie postérieure un *appendice* malade qui y serait prolabé. — Parfois, tout le cul de sac de Douglas est rempli d'adhérences dans lesquelles se trouvent des *abcès multiples* : ces poches devront être largement ouvertes. On conçoit qu'il ne puisse être, dans ces cas, question d'une ouverture proprement dite du cul de sac péritonéal ; on ne devra se servir ni du bistouri, ni des ciseaux, afin de ne pas léser les anses intestinales qui, éventuellement, peuvent être englobées dans les adhérences. Il faudra avancer avec le doigt, crevant les poches les unes après les autres. Dans ces cas, la meilleure conduite à tenir est d'enlever en bloc utérus et annexes.

Ces sortes d'abcès s'ouvrent parfois spontanément dans le rectum ; mais ces ouvertures ne suffisent jamais, à cause du drainage imparfait, et aussi de l'infection venue de l'intestin. Il faut assurer par le vagin une évacuation large : si l'abcès est très haut situé, il sera bon d'en fixer les bords par une suture, à la paroi vaginale.

Tout ce que nous venons de dire explique, dans de semblables opérations, la formation ultérieure possible de fistules recto-vaginales, ou même de fistules iléo-vaginales. L'auteur a vu plusieurs fois guérir ces fistules intestinales à la suite de l'emploi de lanières de gaze imbibées d'essence de térébenthine, et introduites dès que la suppuration est tarie. Dans d'autres cas, favorables, il reste bien une fistule, mais pour ainsi dire capillaire, et ne donnant lieu à aucun symptôme. Dans toutes les ouvertures d'abcès rétro-utérins, on devra tamponner la brèche du cul de sac postérieur avec de la gaze iodoformée.

VII

OPÉRATIONS PRATIQUÉES APRÈS L'OUVERTURE DE L'UN OU DES DEUX CULS DE SAC PÉRITONÉAUX ET INCISION DE L'UNE DES PAROIS DE L'UTÉRUS

Ces interventions, qui ont pour but la conservation définitive des organes, sont parfois usitées dans les énucléations de *fibro-myomes* multiples, les uns sous-séreux, les autres interstitiels ou sous-muqueux, et aussi pour la *réduction* d'un utérus en inversion.

En ce qui concerne les fibro-myomes, on aura recours à une incision longitudinale menée sur le col, ou même sur le corps utérin. Cette brèche permet non seulement l'ablation de tumeurs profondément situées, mais aussi une exploration parfaite de tout l'organe.

Pour la réduction de l'utérus en inversion, on l'exécute suivant la méthode de *Küstner*, en ouvrant le cul de sac postérieur ; la paroi postérieure de l'utérus est incisée, seulement dans la région du corps ; une pince coudée, introduite par la brèche du Douglas, saisit la lèvre de l'incision utérine et l'attire en haut. Si la réduction est impossible c'est que l'incision est trop petite ; et il faut alors, comme le font Westermark et Borelius, inciser toute la paroi utérine, y compris le museau de tanche et le col, et au lieu d'attirer l'utérus le refouler en pressant par le vagin. On répare la section utérine avec des sutures transversales au catgut, puis on ferme la plaie vaginale comme nous savons le faire. Parfois, il est plus avantageux de passer par le cul de sac vaginal antérieur(*Kehrer*) ; cependant la méthode de *Küstner* est la plus usitée, probablement parce que l'on a le plus souvent affaire à des utérus antérieurement rétrofléchis.

VIII

EXTIRPATION VAGINALE TOTALE DE L'UTÉRUS APRÈS OUVERTURE DES CULS DE SAC ANTÉRIEUR ET POSTÉRIEUR

(Pour l'anatomie opératoire et topographique, voyez les chapitres II, III et IX).

L'excavation recto-utérine est ouverte comme nous l'avons appris au chapitre VII (pl. III, IV et XXXII). On unit provisoirement les lèvres péritonéales et vaginales par des sutures, pour arrêter le suintement sanguin (et il est important dans les cas de carcinomes). Le col est alors tiré fortement en bas (pl. XXV). S'il s'agit de carcinome, on abrasera avec le thermo-cautère les masses végétantes du col qui sera ensuite fermé par quelques points de suture à la soie. Ces fils serviront en même temps aux tractions. On procède alors à l'ouverture du cul de sac antérieur (fig. 20, pl. XVII et XXIV). Les incisions vaginales antérieure et postérieure se réunissent latéralement à angle aigu. La vessie et les uretères sont séparés, soigneusement et largement, de l'utérus.

Si le vagin est étroit, l'utérus volumineux, ou qu'il soit nécessaire d'enlever largement le paramétrium, on pourra par des débridements latéraux refouler en arrière le rectum et la paroi postérieure du vagin. Ces incisions sont faites d'après le procédé de Dührssen. Schuchardt les prolonge très loin en arrière, et les réunit par une incision vaginale transversale pratiquée dans le cul de sac postérieur. On a ainsi un accès très large.

L'utérus est maintenu, in situ, par les ligaments larges renfermant les branches principales de l'artère utérine. On lie, de chaque côté, le tronc de cette artère, en passant l'index en arrière d'elle par l'ouverture du cul-de-sac postérieur ; sur ce doigt le fil est conduit de manière à embrasser la base du ligament large (voy. pl. XVIII).

On fait alors basculer la matrice en poussant le col en arrière et en haut, dans la concavité sacrée, au moyen d'une pince à griffes. Le corps utérin vient alors faire saillie dans le vagin (pl. XXV, XXVI, XXIX), à travers l'ouverture du cul-de-sac antérieur. Si cette bascule est rendue impossible par le volume de l'utérus, on pratiquera une hémisection médiane (Müller). On lie ensuite, de chaque côté, les ligaments larges. D'après Wœrth, on devrait toujours laisser les ovaires, s'ils paraissent sains. Si au contraire on enlève ces organes en même temps que la matrice, on lie en premier lieu l'artère spermatique interne, en étreignant le ligament suspenseur de l'ovaire, en second lieu l'artère du ligament rond (pl. XXIX) ; enfin un troisième fil étreint les branches de l'utérine placées le long du corps de l'utérus, en embrassant le reste du ligament large jusqu'à sa base.

Après avoir placé toutes les ligatures, on sectionne prudemment le ligament large entre elles et l'utérus, du ligament suspenseur de l'ovaire à la base du ligament large (pl. XXXI). On opère de même de l'autre côté. En coupant dans la région de la base du ligament large, il faut aller doucement, car l'artère cervico-vaginale peut n'avoir pas été comprise dans les ligatures, et pourrait causer une hémorrhagie. En pinçant à ce moment trop profondément, on s'expose à léser l'uretère.

Les ligatures de chaque côté sont fixées, avec les moignons des ligaments larges, dans les angles latéraux de la plaie, comme il a été dit à propos de la colpocœliotomie antérieure : la brèche vaginale peut être suturée complètement, ou au contraire tamponnée dans les cas suspects, et drainée avec de la gaze iodoformée. La suture des moignons ligamentaires assure l'hémostase et aussi la statique du plancher pelvien.

Note additionnelle.

[Schœffer, est, on le voit, partisan de la ligature des ligaments larges. Certes, s'il s'agit d'un utérus très facilement abaissable, qu'il est aisé d'amener à la vulve, les ligatures sont aisées à poser et on ne saurait rien objecter à leur emploi. Mais il n'en est pas toujours ainsi et il peut être absolument impossible d'aller, au fond d'un vagin, profond et peu large, placer et nouer un fil le long de la matrice. Force est bien, en pareille occurrence, de recourir à

Planche XXIX. — **Extirpation vaginale totale de l'utérus.** *(Czerny).* Après *ligature du ligament suspenseur de l'ovaire* (infundibulo-pelvien), on place *une seconde ligature embrassant le ligament rond.* L'utérus est attiré en avant par la brèche de la colpotomie antérieure : on voit la vessie séparée.

Planche XXX. — **Extirpation vaginale totale de l'utérus.** *Ligature de la base des ligaments larges,* et par suite de l'artère utérine.

Planche XXXI. — **Extirpation vaginale totale de l'utérus.** *Section du ligament large gauche,* une fois tous les fils noués. L'utérus est fortement antéfléchi.

Planche XXXII. — **Extirpation vaginale totale de l'utérus.** *(Czerny).* — *Ouverture du cul-de-sac postérieur* ; on la fait après l'ouverture du cul-de-sac antérieur, et la séparation soigneuse et large de la vessie et des deux uretères. Le col est tiré en avant et en haut ; une incision transversale, sur laquelle se branche une incision longitudinale médiane, permet de séparer le col du rectum ; on pratique ensuite l'ouverture du cul-de-sac péritonéal. Le champ opératoire est exposé par quatre pinces tire-balles, dont l'une peut être remplacée par une valve.

Planche XXXIII. — **Extirpation vaginale totale de l'utérus.** *Fermeture de la voûte vaginale.* Suture des moignons annexiels dans les angles de la plaie vaginale. On voit les ligatures portant sur les utérines.

---

la forcipressure. Pour ce qui est des cas de moyenne difficulté l'emploi des pinces à demeure permet une notable économie de temps. Leurs inconvénients ont été fort exagérés, ils sautaient surtout aux yeux dans les premiers temps de l'hystérectomie vaginale, alors que le nombre de pinces laissées en place était parfois considérable. Les perfectionnements de la technique ont permis aux opérateurs d'être beaucoup plus sobres de pinces et, à l'heure actuelle, c'est la ligature qui est le procédé d'exception, la forcipressure le procédé de règle.

Les procédés d'hystérectomie vaginale usités en France diffèrent sur certains points de la méthode décrite par Schœffer. Il serait fastidieux de les rappeler tous. Prenant un cas typique, l'ablation d'un utérus avec lésions bilatérales des annexes, nous allons décrire sommairement la technique employée par *Segond.*

Hystérectomie vaginale. — Le col étant saisi par chacune de ses lèvres avec des pinces de Museux, on incise la

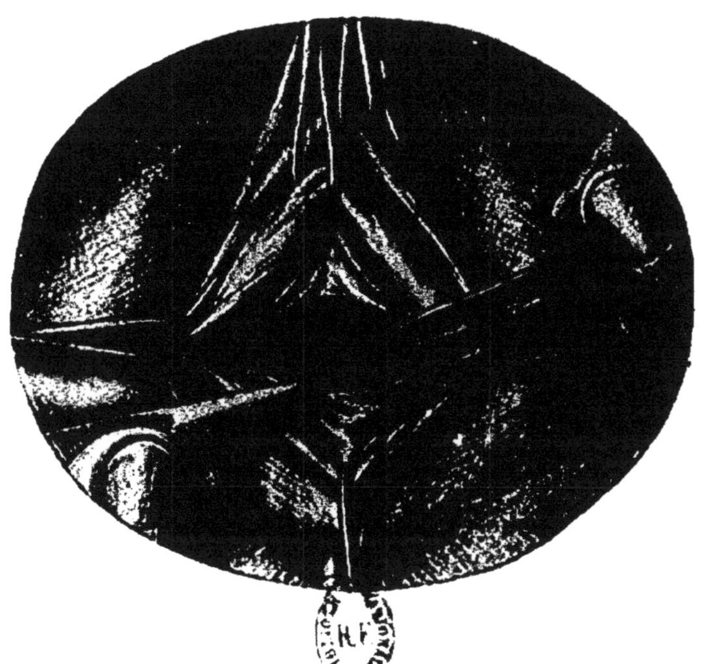

Planche 32. — Extirpation vaginale totale de l'utérus (Czerny).

muqueuse vaginale, très près de l'orifice du col sur la lèvre antérieure, à un centimètre plus haut qu'en avant sur la lèvre postérieure. On ajoute à cette incision elliptique, de chaque côté du col, un trait latéral, de deux centimètres environ, parallèle à la base du ligament large. Cette incision donne un jour considérable en avant de l'utérus et une sécurité absolue au point de vue de l'uretère. L'ongle du pouce, raclant la lèvre antérieure du col, sépare soigneusement la vessie de l'utérus ; si quelques tractus résistent on a recours aux ciseaux, dont la pointe travaillera vers le tissu dur du col. Il est inutile de chercher, à ce moment, à ouvrir le cul-de-sac péritonéal antérieur qui, plus tard, s'ouvrira de lui-même sous les ciseaux. De chaque côté du col, l'index achève le décollement, il doit être poussé profondément car c'est dans ce temps que les uretères sont refoulés et que l'opérateur se prémunit contre leur blessure ultérieure.

Tirant en avant et en haut les pinces fixées sur le col, l'opérateur expose le cul-de-sac postérieur et ouvre le Douglas d'un coup de ciseaux. Les deux index, recourbés en crochets, élargissent la brèche qui permet d'explorer la matrice et les annexes et de prendre parti.

La base des ligaments larges est exposée et accessible : une pince à mors courts et robustes est placée de chaque côté du col, au ras du tissu utérin, de bas en haut et assure, en étreignant la base du ligament large, l'hémostase de l'artère utérine. Le col est alors libéré par deux coups de ciseaux coupant les ligaments en dedans des pinces, entre elles et le col.

Cette manœuvre préliminaire de décollement, de pincement et de section de la base des ligaments larges présente de précieux avantages. Réalisant la section des ligaments utéro-sacrés, elle supprime d'emblée le premier et principal obstacle à l'abaissement. Elle assure, dès le début de l'opération, l'hémostase des branches vaginales et la maintient si bien que, dans la majorité des cas, on n'a plus à s'en occuper ; l'utérus lui-même, irrigué tout entier comme nous l'avons dit plus haut, uniquement par l'artère utérine, se trouve ischémié et l'opération va pouvoir se poursuivre, pour ainsi dire à blanc. Enfin, exécuté comme il convient, ce premier acte opératoire fait un temps spécial et méthodique de la seule étape durant laquelle la blessure de l'uretère soit possible.

Si le col est gros et gênant, on le résèque; une forte pince fixe alors la paroi utérine postérieure et sert aux tractions.

A ce moment l'opérateur, maintenant fortement avec une pince de Museux la lèvre antérieure du col, ou du moignon utérin, si le col a été réséqué, peut tenter une hémisection antérieure et, amarrant une pince à traction sur chacune des lèvres de l'incision, essayer de faire basculer l'utérus. Si le mouvement s'ébauche et qu'une nouvelle région de la paroi antérieure s'expose, l'incision est prolongée, les pinces placées plus haut, et ainsi de suite. Si au contraire l'utérus ne descend pas, on procède à l'évidement central conoïde.

Armé d'un bistouri courbe, le chirurgien dessine en plein tissu utérin un cône dont la base répond à une pince de Museux placée sur la face antérieure suivant la ligne médiane. Avant de détacher complètement ce cône on s'amarre, avec une pince à deux dents, sur la lèvre du cône creux concentrique que l'on vient de tailler et l'on achève l'ablation du cône plein. La même manœuvre est ainsi répétée en cheminant pas à pas, du col vers le fond de l'utérus. Il est indispensable de ne pas abandonner la ligne médiane.

Peu à peu, l'organe bascule en avant dans le cul de sac antérieur, entraînant avec lui le bord supérieur des ligaments larges. Il s'agit maintenant de faire l'hémostase. En dehors des annexes si celles-ci sont entraînées à la suite du corps utérin, en dedans d'elles pour peu que des adhérences solides les empêchent de descendre, l'opérateur place, de haut en bas, des pinces, généralement deux par ligament large. A mesure qu'une pince est placée, on sectionne une étendue de ligament large égale à la longueur de ses mors et en deux ou trois coups de ciseaux l'utérus est libéré. Si les annexes adhérentes ont été laissées en place, l'opérateur s'efforce de les décortiquer et de les réséquer en dedans d'une pince qui sera laissée à demeure. Le pansement se compose de longues lanières de gaze, dont les extrémités sont portées au delà des mors des pinces, au contact de l'intestin. Sonde à demeure. Pinces enlevées au bout de 48 heures.]

IX

OPÉRATIONS PRATIQUÉES
SUR LES ORGANES GÉNITAUX APRÈS OUVERTURE
DE L'ABDOMEN. CŒLIOTOMIE

ANATOMIE OPÉRATOIRE ET TOPOGRAPHIQUE DES
ORGANES GÉNITAUX INTRAPÉRITONÉAUX

Une incision médiane, menée de l'ombilic à la symphyse, traverse un panniculine adipeux lamelleux sous lequel se trouve le fascia superficialis abdominal ; immédiatement en dessous, le couteau arrive sur les puissantes expansions aponévrotiques venues des muscles grands obliques de l'abdomen, se réunissant, d'un côté à l'autre, par la ligne blanche. L'aponévrose du grand oblique passe en avant du muscle grand droit qu'elle recouvre dans toute sa hauteur, depuis le pubis jusqu'à l'appendice xiphoïde. L'aponévrose du petit oblique se comporte différemment dans la région para-ombilicale et près du pubis. En effet, dans ses trois quarts supérieurs, cette aponévrose se divise, en atteignant le bord externe du muscle grand droit, en deux feuillets : un antérieur qui passe en avant du muscle, en se fusionnant avec l'aponévrose du grand oblique ; un postérieur qui passe en arrière du grand droit. Dans son quart inférieur au contraire, l'aponévrose du petit oblique ne se dédouble pas et passe tout entière en avant du grand droit, en se fusionnant toujours avec l'aponévrose du grand oblique. L'aponévrose du transverse passe en arrière du muscle grand droit dans ses trois quarts supérieurs, en se fusionnant avec le feuillet postérieur de l'aponévrose du petit oblique. Dans son quart inférieur, elle passe en avant du muscle grand droit et s'y fusionne avec les deux aponévroses des obliques. Toutes ces lames fibreuses, du reste, arrivées sur le côté interne du grand droit, s'entrecroisent sur la ligne médiane avec celles du côté opposé pour former la ligne blanche que divise le couteau dans la cœliotomie. Sous ces plans, nous trouvons le fascia sous-péritonéal revêtu de la séreuse, qui, par suite de ce que nous avons dit, forme, dans la partie inférieure de la ligne blanche, le seul revêtement postérieur des muscles droits. Si la vessie est distendue on la trouve en bas de l'incision, appliquée contre la paroi abdominale. A l'état de vacuité, elle est derrière la symphyse, et on ne trouve derrière la ligne blanche que le ligament ombilico-vésical. Au-dessus de la vessie se trouve le cavum prévésical rempli de graisse.

La ligne blanche et le tissu graisseux médian sont pauvres en vaisseaux ; entre la face postérieure des muscles droits et le fascia transversalis, nous voyons de chaque côté, venant de l'orifice inguinal, et se dirigeant en haut en soulevant un repli péritonéal : l'artère épigastrique.

Dans la position déclive de Trendelenburg, les intestins tombent vers le diaphragme et les organes pelviens sont bien visibles. La vessie vide est repérée par le ligament ombilical, les deux replis péritonéaux décrits ci-dessus, les deux ligaments ronds ; si l'utérus est antéfléchi, comme il l'est presque toujours normalement, son fond vient appuyer sur la vessie où il marque son empreinte. En avant de la vessie, rappelons l'existence de l'*espace prévésical* limité en avant par le fascia transversalis et en arrière par le fascia ombilico-prévésical : ce feuillet s'attache, en haut, par un sommet tronqué à la partie inférieure de la cicatrice ombilicale, puis, se déployant en triangle, descend en avant de l'ouraque et des artères ombilicales, passe au-devant de la vessie et se confond, par sa base, avec l'aponévrose pelvienne, depuis les ligaments pubo-vésicaux jusqu'au bord antérieur des échancrures sciatiques. En arrière de ce fascia se trouve le *tissu adipeux sous-péritonéal* enveloppant la vessie. Ce tissu adipeux se continue lui-même avec celui du ligament large.

Les connexions de ces différents espaces sont importantes, non point seulement au point de vue de la technique opératoire, mais encore à celui de la marche des inflammations du tissu conjonctif de ces régions, et en particulier de l'extension des paramétrites.

Entre la face postérieure de la vessie et la face antérieure de la matrice se trouve l'excavation péritonéale vésicoutérine. Au-dessous du pli péritonéal formant le fond de cette cavité, à hauteur de l'orifice utérin interne, le fond de la vessie est réuni au col, comme nous le savons, par un tissu conjonctif lâche. C'est en ce point que se trouvent les artères vésicales, et les branches de l'artère cervico-vaginale. Les veines de cette région vont dans les plexus utéro-vaginaux et vésico-vaginaux. Selon l'état de vacuité ou de réplétion de la vessie, le corps utérin est horizontal ou vertical.

L'insertion latérale des ligaments larges, sur la face postérieure, desquels sont les ovaires, se fait sur les parois du bassin. La position des trompes, et surtout de leurs pavillons, dépend de la situation des ovaires, placés normalement dans la fossette ovarienne, à la partie la plus reculée de la fosse obturatrice. Cette fossette, appartenant à la paroi pelvienne latérale, est limitée en haut et en avant par les vaisseaux iliaques et l'artère ombilicale, en arrière par l'uretère et l'artère utérine, et en bas et en avant par le ligament rond.

[La fossette ovarienne est loin d'être constante en tant que cavité ou même de dépression. Lorsqu'elle existe elle est limitée : en haut par les vaisseaux iliaques externes ; en arrière par l'uretère et l'artère utérine, en bas et en avant par l'insertion pelvienne du ligament large].

L'ovaire donc, caché dans cette fossette, recouvert par la trompe, n'est pas visible immédiatement dès l'ouverture de la cavité abdominale. Au point de vue topographique, cet organe se trouve situé à l'intersection de deux plans ; l'un sagittal, mené à égale distance de l'épine iliaque antérieure et supérieure et de la symphyse ; l'autre frontal, passant par les centres des cavités cotyloïdes, ou tangent au promontoire ; c'est en ce point qu'on pourra le comprimer.

Après des accouchements répétés, ou des troubles congestifs, il est fréquent de voir l'ovaire quitter la fossette ovarique, pour descendre dans la fosse hypogastrique, dans le cul de sac de Douglas.

L'ovaire est recouvert par la partie ampullaire de la trompe, dont le pavillon, grâce à la laxité du mésosalpinx, vient s'appliquer sur sa face postérieure et interne.

Dans le mésosalpinx se trouvent des réseaux veineux abondants. On y rencontre aussi les organes rudimentaires appelés époophore et paroophore, souvent sièges de productions kystiques. Nous avons dit que par suite de la disposition des organes, les ovaires sont, dès l'abord, invisibles dans la cœliotomie, et que l'on n'aperçoit que la trompe et le ligament infundibulo-pelvien inséré sur le rebord du bassin. Nous savons que l'artère spermatique interne traverse ce ligament, se dirigeant vers la trompe et l'ovaire. Rappelons, encore une fois, que l'ovaire et le pavillon se trouvent dans le voisinage immédiat de l'uretère ; ce rapport a son importance aussi bien au point de vue opératoire, qu'à celui de l'extension des périoophoro-salpingites. Les trompes et les ovaires peuvent aussi être en contact avec l'intestin. A droite, la proximité du cœcum et de l'appendice, peut être une source de complications réciproques ; l'appendice plonge parfois dans le cul-de-sac recto-utérin.

Alors que l'utérus est, latéralement, fixé par les ligaments larges, ses surfaces antérieure et postérieure ainsi que son fond sont complètement libres. Ces régions sont revêtues, sous la séreuse, d'une couche de paramétrium, intimement adhérente au muscle utérin. A l'endroit où cette couche de paramétrium se continue avec la zone plus lâche environnant le col se trouve une région où la séreuse se laisse décoller plus facilement que sur le fond. La région d'adhérence solide de la séreuse est limitée en bas par une ligne courbe, concave, étendue des ligaments ronds en avant aux ligaments utéro-sacrés en arrière. Le tissu conjonctif périutérin se continue avec le tissu conjonctif périvésical, en avant, périrectal, en arrière. Le tissu musculaire des bords de l'utérus se prolonge en arrière dans les ligaments utéro-sacrés, vers le sacrum.

Le cul-de-sac de Douglas est divisé par les ligaments utéro-sacrés en deux étages dont l'inférieur est plus étroit (1). Le fond du cul-de-sac de Douglas correspond, en arrière, à un pli transversal de la muqueuse rectale, décrit par Kohlerhausch, et en avant au cul-de-sac vaginal postérieur ; il est à 5 à 6 centimètres au-dessus de l'anus. La profondeur de cet étage inférieur du Douglas est de 3 à 5 centimètres.

Ce n'est, à l'état normal, que dans l'atrium, ou étage supérieur du Douglas, que l'on rencontre des anses intestinales ; parfois le fond du cul-de-sac descend anormalement plus bas, et peut contenir des anses intestinales. On conçoit que de pareilles dispositions, congénitales le plus souvent,

----

(1) *Atlas-manuel de Gynécologie*, par O. Schaeffer, édition française par J. Bouglé, 1903.

puissent résulter des entérocèles et des hernies périnéales, ou des formations kystiques développées aux dépens du diverticule péritonéal.

L'extirpation des fibromes, fibromyomes, sarcomes, carcinomes, tumeurs solides ou kystiques, développées tant aux dépens de l'utérus qu'à ceux des annexes et dont le volume excède la grosseur du poing; l'ablation de tumeurs, plus petites à la vérité, mais haut situées dans le bassin, surtout si elles sont de nature inflammatoire (pyosalpinx, abcès ovariens, adhérences appendiculaires); la ventro-fixation de l'utérus rétrofléchi; le traitement des grossesses extra-utérines, l'opération césarienne; le traitement des ruptures utérines, relèvent de la *laparotomie*, avec ouverture de l'abdomen suivant la ligne blanche. Plus rarement le ventre sera ouvert suivant une incision supra-pubienne transversale (Küstner, Pfannenstil); parfois encore suivant une incision oblique sus-inguinale.

1. Incision oblique dans la région hypogastrique inguinale.

Elle est employée surtout dans la pérityphlite, pour l'évacuation d'abcès *paramétriques*, et dans le traitement de certaines lésions uretérales inaccessibles par le vagin. Sans insister, rappelons que, dans ces derniers cas, l'uretère, après incision du feuillet séreux, est amené en position extra-péritonéale; en le faisant cheminer dans la fosse iliaque, on l'attire vers la vessie pour l'y implanter. La brèche faite au péritoine est suturée, et le point d'implantation vésicale est drainé.

2. Incision trausversale supra-publenne.

Elle doit rester extra-péritonéale pour l'exécution d'un certain nombre d'opérations: fixation en haut, de la vessie, dans les cas de cystocèles rebelles, taille vésicale pour les calculs ne relevant ni de la lithotritie, ni de la colpocystotomie; exérèse de tumeurs vésicales ne pouvant être enlevées par les voies naturelles, traitement de la tuberculose vésicale par le tamponnement à la gaze iodoformée, après taille.

Pour les opérations nécessitant l'ouverture du péritoine, il faut désinsérer l'attache inférieure des muscles droits et dégager la vessie jusqu'à ce que l'on pénètre dans la cavité séreuse ; à ce moment, on agrandira, dans le sens de la hauteur, la brèche faite au péritoine. La plaie est suturée par plans, au catgut. Il est bon de placer, sur les muscles, des fils d'argent ou du crin de Florence.

[Segond a eu recours dans quelques cas à la laparotomie médiane avec section transversale juxtapubienne de la peau et incision verticale, consécutive, de la paroi musculo-aponévrotique. Il croit, du reste, très restreintes les indications de ce mode d'incision qui donne à la vérité une cicatrice cachée sous les poils pubiens.]

3. Cœliotomie par incision médiane longitudinale des parois abdominales.

La veille de l'opération, la paroi abdominale aura été nettoyée et recouverte d'une compresse imbibée d'une solution de sublimé ; immédiatement avant l'intervention on désinfecte à nouveau la paroi, en la savonnant à l'eau chaude, au moyen d'une brosse puis en la nettoyant à l'alcool, et enfin au sublimé.

On mène une incision, sur la ligne blanche, atteignant du premier coup l'aponévrose, puis les muscles droits sont séparés l'un de l'autre, de façon à découvrir le fascia transversalis qui est sectionné prudemment. Il n'y a aucun avantage, au point de vue de la cicatrisation, ou pour éviter l'éventration, à atteindre les plans profonds en passant dans le corps même de l'un des muscles droits.

L'ouverture du péritoine se fait au sommet d'un pli attiré avec deux pinces, pour éviter toute lésion des anses intestinales. Dans certains cas, on trouve des adhérences unissant une tumeur aux parois abdominales ; elles devront être dissociées avec le doigt ou avec un instrument mousse. Si les adhérences sont en surface et solides, on pourra être contraint d'enlever une partie de la séreuse pariétale ; le vide ainsi créé sera comblé par traction des lèvres péritonéales, au moment de la suture. Dans tous les cas, si un point de l'abdomen est, après l'opération, dépouillé de son péritoine, il devra être tamponné.

Pendant l'opération, on veillera à ce que les intestins, qui parfois seront au dehors, ne soient pas comprimés, et ne se refroidissent pas ; ils devront être recouverts avec des compresses stérilisées. On devra toujours nettoyer soigneusement la cavité péritonéale, et en enlever tous les liquides qui auraient pu s'y épancher au cours de l'intervention ; le sang lui-même constituant, s'il n'est pas enlevé, un excellent milieu de culture microbienne.

Pour inspecter commodément le bassin, il est nécessaire de mettre la malade dans la position déclive de Trendelenburg, qui permet aux intestins de tomber vers le diaphragme. Cette position est également favorable à l'anesthésie. Par contre, il faudra rétablir la position horizontale, au moment des sutures de la paroi, pour éviter des causes d'occlusion possible (Schauta). On peut aussi diminuer la profondeur de l'aire opératoire, en distendant le vagin, préalablement désinfecté, par un tamponnement ou un colpeurynter.

Avant de refermer l'abdomen, il faut se rendre soigneusement compte si l'on n'a pas abandonné de compresses ou de tampons ; tous ces objets devront être comptés avant et après. Le meilleur procédé, pour fermer l'abdomen, est d'employer des sutures en étage : il est nécessaire de faire deux plans ; le premier, au catgut, comprenant le péritoine et le fascia transversalis ; le second, prenant les muscles et la peau, sera exécuté avec des fils de celluloïd ou de gutta percha, qui ne sont pas susceptibles de s'imbiber. On peut aussi employer des fils d'argent ou de bronze d'aluminium. Sur la suture, on met un pansement imperméable, composé par exemple de gaze iodoformée fixée avec du collodion, ou encore de la pâte à l'airol de Bruns. Ce premier pansement sera recouvert d'ouate ; et le corps sera serré dans un bandage. S'il ne se produit pas d'accidents, la malade restera au lit pendant deux semaines ; et au bout de trois semaines elle pourra sortir.

Note additionnelle.

[Le procédé de suture préconisé par Schœffer est, on le voit, intermédiaire entre la suture à un seul plan et la suture à trois plans : péritoine, muscles et aponévrose, peau. La suture à un seul plan, au fil d'argent, complétée par quelques points superficiels d'affrontement cutané, est élégante et rapide, elle a l'avantage de ne pas laisser dans la cicatrice de corps étrangers susceptibles de s'éliminer ; elle est enfin tout aussi solide que la suture à trois plans si elle est exécutée convenablement, en chargeant avec l'aiguille : peu de peau, beaucoup de muscle, peu de péritoine.

Pour ce qui est du pansement, la gaze stérilisée simple, recouverte d'ouate et maintenue par un bandage de corps, est ce qu'il y a de plus simple et de mieux.

Dans toute laparotomie, si l'on a le moindre doute au point de vue de la septicité de l'intervention, il est absolument indiqué de drainer, en plaçant le tube dans le cul-de-sac de Douglas, point déclive, et le faisant sortir par l'angle inférieur de la ligne de réunion. Si le pansement n'est pas sali, le drain sera enlevé au bout de 48 heures et la cicatrisation n'en sera nullement retardée ; on peut du reste placer un fil d'attente qui sera serré, une fois le drain retiré. Si, au contraire, le tube évacue du liquide il sera prudent de le laisser quelques jours de plus. Dans les cas particulièrement graves, il peut être indiqué de drainer par le cul-de-sac de Douglas et le vagin.

Dans tout ce qui va suivre, l'auteur ne parle pas de l'ablation pure et simple des annexes, avec conservation de la matrice ; bien que la castration utéro-annexielle totale soit de plus en plus usitée, alors même qu'il ne s'agit que de lésions annexielles avec intégrité de la matrice, il nous paraît utile de dire quelques mots de l'ovaro-salpingectomie abdominale.

Salpingectomie abdominale.— L'incision faite, les intestins refoulés vers le diaphragme, le champ opératoire bien exposé par des valves, on va à la recherche du fond de l'utérus, puis des annexes, en dissociant, s'il y a lieu, les adhérences intestinales et épiploïques. L'ovaire et la trompe une fois libérés sont pédiculisés et attirés le plus possible au dehors. Le pédicule membraneux est traversé avec l'aiguille mousse, armée d'un fil double, dont les deux chefs sont croisés soigneusement. L'un de ces fils est serré et noué en dehors, enserrant la moitié externe du pédicule, l'autre en dedans contre la corne utérine. Dans certains cas, il pourra être nécessaire de faire une ligature en chaîne. Au-dessus de la ligature, les ciseaux, agissant à petits coups, détachent l'ovaire et la trompe. La surface de section du moignon est touchée au thermo-cautère. Il est prudent, pour éviter des adhérences ultérieures possibles et toujours fort douloureuses, de péritoneiser le moignon.

Certains chirurgiens, après avoir isolé le pédicule tubo-ovarien, n'en font pas de ligature en masse et le coupent tout simplement, en liant isolément, au fur et à mesure de leur rencontre, les vaisseaux qui saignent ; le ligament large est ensuite refermé au-dessus des ligatures par un surjet.

Dans les cas difficiles, il peut être très avantageux de décortiquer les annexes de bas en haut. Pour y parvenir, on les attaque au niveau de leur insertion sur la corne utérine. Cette insertion est sectionnée entre deux pinces, puis, attirant les annexes en haut et en dehors, on les fait basculer pendant que les doigts s'introduisant au-dessous d'elles, les décortiquent. Bientôt, elles ne tiennent plus que par le pédicule vasculaire utéro-ovarien que l'on sectionne après l'avoir lié.]

4. Ablation totale de l'utérus par cœliotomie

Cette opération (Freund) est employée aussi bien dans les cas de myomes que dans ceux de carcinomes utérins, lorsque, par suite d'excès de volume, d'adhérences, de complications gravidiques, la tumeur ne peut être enlevée par la voie vaginale. Pour éviter la lésion des organes voisins et pour pouvoir parer aux risques d'hémorrhagie, il faut attirer hors de l'abdomen l'utérus et les annexes. La ligature des vaisseaux est ici plus simple que dans l'hystérectomie vaginale ; cependant, pour l'artère utérine, la manœuvre est parfois délicate, et l'on est exposé, tant à la manquer et à voir se produire une hémorrhagie, qu'à léser l'uretère en la pinçant.

L'ordre dans lequel on fait les ligatures est le suivant : tout d'abord, on lie le ligament suspenseur de l'ovaire avec l'artère spermatique interne ; puis le ligament utéro-ovarien avec l'origine utérine de la trompe, et les rameaux venus de l'utérine pour l'ovaire et la trompe ; enfin le ligament rond à peu près en son milieu (voy. pl. XXXIV), avec son artère. On sectionne ensuite des deux côtés le ligament large, entre l'utérus et les ligatures, jusqu'au niveau de l'orifice utérin interne (voy. pl. XXXV).

Nous pouvons maintenant reconnaître les battements de l'artère utérine, la séparer du tissu conjonctif circumvoisin, et l'isoler de l'uretère ; il sera alors possible de la lier ainsi que les vaisseaux de la base du ligament large (voy. pl. XXXVI). L'artère cervico-vaginale ne devra pas être oubliée. On peut alors décoller l'utérus de la vessie avec un instru-

Planche XXXIV. — Ablation totale de l'utérus par cœliotomie (*Freund*). *Ligature des annexes.* Les lèvres de l'incision sont écartées avec des valves de Fritsch, garnies de compresses, et laissent voir l'intérieur du bassin. Le ligament suspenseur de l'ovaire gauche et le ligament rond gauche sont déjà liés : l'insertion utérine de la trompe va être liée.

Planche XXXV. — Extirpation totale de l'utérus par cœliotomie. *Section du ligament large gauche* entre les ligatures.

Planche XXXVI. — Ablation de l'utérus par cœliotomie. *Ligature de l'artère utérine gauche.* Le paramétrium gauche est mis à découvert par la dissociation mousse des deux feuillets du ligament large, de façon qu'on peut voir et toucher dans la profondeur l'artère utérine, et reconnaître l'uretère.

Planche XXXVII. — Ablation totale de l'utérus par cœliotomie. *Séparation de l'utérus d'avec le vagin.* On voit les trois ligatures principales des vaisseaux de chaque côté. De la sorte, l'exérèse utérine peut se faire sans perte de sang.

---

ment mousse, et ouvrir le vagin ; le tamponnement préalable facilite singulièrement l'ouverture de cet organe. Il est ensuite facile de désinsérer complètement l'utérus du vagin (voy. pl. XXXVII).

Le vagin est fermé transversalement ; ensuite un surjet de catgut, étendu d'un ligament suspenseur de l'ovaire à celui du côté opposé, recouvre de péritoine les ligatures faites sur les vaisseaux des ligaments larges. Ce plan de sutures est solidarisé avec celui fermant le vagin (voy. pl. XLI). Si l'on emploie des points séparés, les nœuds devront être faits du côté du vagin.

5. Amputation supra-vaginale de l'utérus fibromateux par cœliotomie.

On l'emploie dans les cas de tumeurs plus grosses qu'une tête de fœtus, et aussi en chirurgie obstétricale, par opposition à l'opération césarienne conservatrice, lorsqu'il s'agit d'utérus infectés ou déchirés.

Elle est encore indiquée à titre préventif chez une multipare ayant eu antérieurement des accouchements dystociques.

L'amputation de l'utérus fibromateux se fait suivant la

technique de Chroback, avec enfouissement sous-périto-néal du moignon cervical. Les premiers temps de l'opéra-tion sont identiques à ceux de l'hystérectomie totale, jusqu'à la ligature de l'artère utérine. Celle-ci est exécutée de telle sorte que le fil vienne passer à travers le bord musculaire de l'utérus (voy. pl. XXXVIII). Avant de procéder à l'am-putation du corps utérin, on détache, sur sa paroi posté-rieure, un lambeau séreux suffisant pour recouvrir le moi-gnon cervical, et assez large pour ne pas être exposé à la nécrose (voy. pl. XXXIX). Le moignon cervical est évidé en entonnoir (voy. pl. XL) afin que l'on puisse en sutu-rer largement l'une à l'autre les faces amincies, au-dessus de la lumière du canal cervical. La suture utérine est en-fouie sous un surjet réunissant la séreuse au-dessus du moignon ; le lambeau ainsi ramené est fixé, latéralement, à la suture précédemment décrite, réunissant le péritoine au-dessus des ligatures faites sur le ligament large.

Note additionnelle.

[Il ne saurait entrer, dans le cadre d'un ouvrage comme celui-ci, de passer en revue les innombrables procédés d'hys-térectomie abdominale *totale* ou *subtotale* décrits à ce jour. Nous complèterons simplement le texte un peu succinct de Schœffer par la description du procédé dit *américain*, imaginé par *Kelly*, vulgarisé en France et perfectionné par *Segond*. Ce procédé a l'avantage d'être applicable dans l'im-mense majorité des cas, y compris les plus compliqués. Voici quels en sont les temps opératoires successifs.

Mettre la malade en position renversée, se placer à sa droite, inciser la paroi abdominale, se comporter vis-à-vis des adhérences intestinales ou épiploïques suivant les règles habituelles et, sans se préoccuper autrement des masses qui encombrent le petit bassin, du volume des tumeurs et de leurs connexions pelviennes, se porter d'emblée sur le bord supérieur du ligament large gauche, en dehors des an-nexes. C'est toujours possible, quel que soit le volume des fibromes ou la répartition des lésions suppuratives. L'aile-ron supérieur du ligament large ainsi découvert, lier l'ar-tère utéro-ovarienne en dehors des annexes, la saisir du côté de l'utérus avec une pince hémostatique quelconque, la couper entre la ligature et la pince, puis sectionner tout l'aileron correspondant. Traiter de même l'artère du liga-

Planche XXXVIII. — Amputation de l'utérus fibromateux par cœliotomie ; avec traitement rétro-péritonéal du moignon cervical (*d'après Chroback*). *Ligature de l'artère utérine* après que les autres ligatures ont été faites comme dans l'opération précédente. L'artère utérine est liée en passant l'aiguille dans le tissu cervical.

Planche XXXIX. — Amputation de l'utérus myomateux par cœliotomie. *Formation d'un lambeau péritonéal aux dépens de la face utérine postérieure*, dans le but de recouvrir le moignon cervical (Chroback). Toutes les ligatures sont faites.

Planche XL. — Amputation de l'utérus myomateux par cœliotomie. *Évidement en entonnoir du moignon cervical.* À côté du moignon on voit les ligatures des utérines. La cavité du col est énergiquement désinfectée, et recouverte par la suture des bords de la cavité cervicale.

Planche XLI. — Amputation de l'utérus myomateux par cœliotomie. *Fermeture de la plaie péritonéale.* Surjet de catgut. On va transversalement d'un ligament suspenseur de l'ovaire à l'autre. C'est au cours de ce temps qu'on fait l'enfouissement sous-séreux du moignon cervical.

Planche XLII. — Hystéropexie abdominale ou ventro-fixation utérine. *d'après Olshausen.* On suture le ligament rond dans l'incision abdominale. Czerny et Léopol prennent le fond de l'utérus.

---

ment rond, et couper toute la hauteur du ligament large, de haut en bas jusqu'à l'artère utérine.

Bien reconnaître celle-ci, et, comme les feuillets du ligament large flottent librement, comme il n'y a, nulle part, de grosse pince étreignant les tissus et masquant les rapports, cette recherche est simple. Si le ligament large est occupé par une tumeur liquide ou solide, il faut s'en débarrasser, suivant les règles habituelle, pour procéder ensuite à la recherche précédente. L'artère, une fois libérée, la lier en dehors, la pincer du côté de l'utérus, et la couper entre le fil et la pince. Poursuivre ensuite le décollement au-dessous de l'utérine et au ras de l'utérus, puis, d'un coup de ciseaux, pénétrer directement dans le vagin, sans le secours d'aucun instrument faisant tomber le cul-de-sac vaginal correspondant, et sans autre guide que la perception digitale du col, au travers des parties molles.

A ce moment l'hémostase n'est jamais complètement

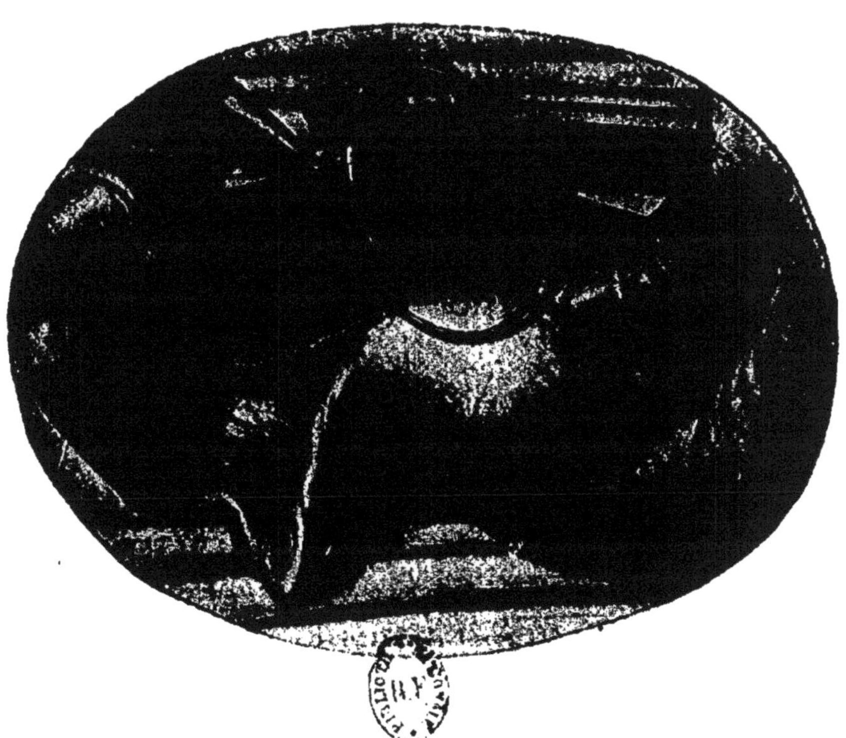

Planche 42. — Hystéropexie abdominale ou ventro-fixation utérine,
d'après Olshausen.

assurée par le fil unique de l'utérine ; les petites branches collatérales donnent souvent beaucoup plus de sang qu'on ne se plaît à le dire, et il va de soi qu'on doit en assurer l'occlusion par des ligatures appropriées.

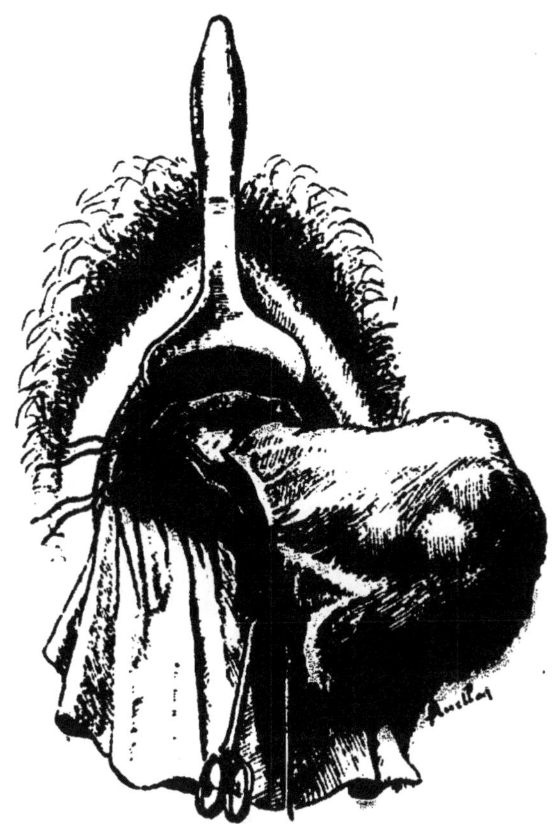

Fig. 35. — *Hystérectomie abdominale (Procédé de Kelly-Segond).* — La section du ligament large gauche vient de conduire sur l'utérine du même côté. L'utéro-ovarienne et l'artère du ligament rond sont liées ; l'utérus est renversé à droite, et au fond du décollement on reconnaît l'artère utérine qu'on va lier en se garant de l'uretère.

Procéder ensuite à la succession des temps suivants : préhension du col au travers de la brèche vaginale ; renversement du museau de tanche en haut et à droite à l'aide d'une pince convenable ; libération complète du col en arrière et en avant, avec la précaution d'entailler, à ce dernier niveau et sur la face utérine antérieure, un lambeau péritonéal suffisant. Enfin, continuation des tractions sur le col en haut et à droite, jusqu'à la découverte de l'utérine correspondante ; ligature de celle-ci et section du ligament large droit, de bas en haut, avec ligatures successives de l'artère du ligament rond et de l'artère utéro-ovarienne.

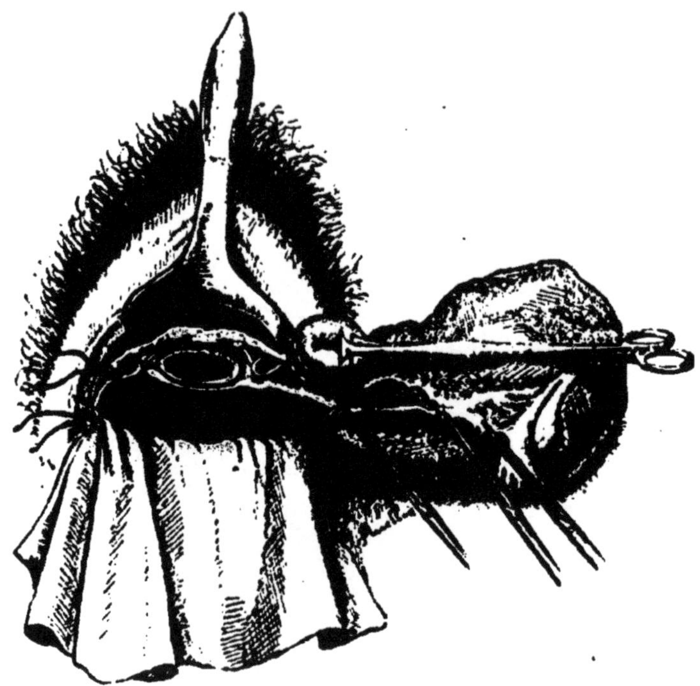

Fig. 36. — *Hystérectomie abdominale (Procédé de Kelly-Segond).* — La masse utéro-ovarienne tout à fait renversée à droite ne tient plus que par le ligament large correspondant. On voit la section et les trois ligatures maîtresses du ligament large gauche, l'ouverture du vagin et l'artère utérine droite mise à jour et dénudée par le seul fait de l'arrachement du col en haut et à droite.

Dans cette dernière partie de l'opération, la mise à nu de l'utérine par l'arrachement du col vers le haut est d'une surprenante facilité. Après libération de ses attaches vaginales, le col se laisse très aisément décortiquer par traction, et on voit aussitôt l'artère utérine dénudée dans une grande étendue et couchée au fond du décollement produit. Un autre détail important à noter, c'est que, en cas de gros fibrome, la masse utéro-ovarienne renversée à droite porte forcément de tout son poids dans le vide ou sur le tablier de l'opérateur. Il convient donc de la soutenir pour éviter un arrachement trop brusque.

La masse utéro-ovarienne étant enlevée, il faut, pour terminer, parachever l'hémostase, supprimer les surfaces cruentées par un surjet péritonéal, et assurer le drainage avec une mèche de gaze aseptique ou antiseptique placée dans le vagin. Nous n'insistons pas sur les deux dernières manœuvres qui sont de pratique courante, mais il faut souligner, d'une manière très particulière, la nécessité urgente de bien soigner l'hémostase, et, soit dit en passant, il faut s'attendre à ce que le temps nécessaire pour cela soit plus long, soit même beaucoup plus long que les quinze ou vingt minutes généralement exigées par l'hystérectomie elle-même. Nombre de petites artères donnent, en effet, une fois les six ligatures maîtresses posées, au-dessous du moignon des utérines ou sur la hanche vaginale et il faut apporter une attention très particulière, soit à la ligature des artérioles qu'on peut isolément saisir, soit au surjet très solide qu'il convient de placer sur la collerette vaginale pour y tarir tout écoulement sanguin.

Il est à peine besoin d'indiquer les modifications que le chirurgien apportera à cette technique, s'il veut, à la façon de Kelly, amputer l'utérus en laissant le col, faire en un mot une hystérectomie *subtotale*, comme l'on dit en France à l'heure actuelle. Les trois artères du côté gauche une fois liées, le col sera sectionné transversalement et l'opération terminée de l'autre côté par décollement, de la façon indiquée plus haut. La cavité cervicale une fois désinfectée au thermo-cautère, un surjet unira les deux lèvres du col, puis le péritoine sera suturé au-dessus de ce moignon et de la ligne des ligatures artérielles.]

6. Ventrofixation de l'utérus.

Cette opération (Olshausen-Czerny-Léopold) est préférée, chez les femmes jeunes, à la vagino-fixation, étant donnée la possibilité de grossesses ultérieures. Elle s'adresse aux rétroflexions non réductibles. Olshausen fixe les insertions utérines des ligaments larges au péritoine pariétal, dans l'incision de celui-ci, les fils embrassant les muscles droits. Czerny et Léopold suturent le fond même de l'utérus. Comme matériel de suture on emploie le catgut.

Note additionnelle.

[Voici en quelques mots la technique la plus usitée pour l'hystéropexie abdominale. Incision sus-pubienne médiane, de faible longueur, examen du petit bassin, destruction des adhérences utérines, s'il y a lieu, traitement des annexes, le cas échéant, et, à ce propos, il est curieux de noter combien, le plus souvent, la ligature nécessitée par la castration ovaro-salpingienne, même unilatérale, suffit à redresser la matrice. La face utérine antérieure est attirée dans la plaie. Le point d'élection pour le passage des fils est la partie de la face antérieure intermédiaire à l'isthme et au fond. Ce mode de fixation permet à l'utérus gravide de se développer librement dans l'abdomen, alors que la fixation du fond, que l'on ne saurait trop proscrire, prédispose à l'avortement et aux mauvaises présentations.

On passe horizontalement trois fils de gros catgut dans l'épaisseur de la paroi utérine, sans intéresser la muqueuse. Le fil supérieur doit correspondre à peu près à l'insertion utérine des ligaments ronds. Les chefs des fils sont ensuite conduits à travers toute l'épaisseur de la couche musculo-aponévrotique de la paroi. Le péritoine est suturé, les fils de fixation noués et l'opération terminée comme une laparotomie ordinaire.]

X

OPÉRATION D'ALEXANDER-ADAM

Cette intervention est exécutée après découverte de la portion inguinale des ligaments ronds.

ANATOMIE TOPOGRAPHIQUE ET OPÉRATOIRE
DE LA RÉGION INGUINALE

Une incision cutanée menée parallèlement au ligament de Poupart, et immédiatement au-dessus, rencontre, au-dessous du pannicule adipeux, le fascia abdominal superficiel. Une mince couche celluleuse sépare le fascia de l'aponévrose résistante du muscle grand oblique. Cette dernière couvre et forme le canal inguinal, dont l'orifice interne est situé un peu en dedans du trajet de l'artère épigastrique, repérable, on le sait, à égale distance de l'épine iliaque antérieure et supérieure et du pubis. L'anneau inguinal externe peut être reconnu par la palpation, un peu en dedans de l'épine du pubis. Cet orifice est constitué par une division des fibres de l'aponévrose du muscle oblique externe qui forme les piliers supérieur et inférieur do l'anneau, en haut duquel existent des fibres rayonnées, intermédiaires, dites arciformes. Cet orifice est recouvert par un fascia se continuant avec l'enveloppe fibreuse des lèvres. Entre les piliers passent le ligament rond et le nerf ilio-inguinal, dont le trajet croise la veine honteuse externe.

Dans le canal inguinal passent donc le ligament rond et le nerf ilio-inguinal. Pour découvrir le ligament, il faut fendre l'aponévrose du grand oblique sur une longueur de 7 à 8 centimètres, à partir de la symphyse et parallèlement au ligament de Poupart. Nous pouvons ainsi voir la paroi postérieure du canal, constituée par le fascia transversalis et la portion réfléchie de l'arcade fémorale. Près de l'orifice inguinal interne, on aperçoit un prolongement en forme de cul de sac accompagnant le ligament rond : c'est le diverticule péritonéal de Nûck, qui n'adhère que très lâchement au ligament. L'anneau inguinal interne est bien délimité par le *repli semi-lunaire* du fascia transversalis.

Derrière le canal inguinal sont placés les vaisseaux épigastriques.

———

Le raccourcissement des ligaments ronds d'après la méthode d'Alexander Adam se fait de la façon suivante : une incision arquée est menée de l'épine du pubis vers l'épine iliaque antérieure et supérieure, parallèlement et un peu au-dessus du ligament de Poupart. On met à nu l'aponévrose du grand oblique et l'anneau inguinal externe reconnaissable à ses fibres arciformes et à ses piliers. Une fois le canal inguinal ouvert, on attire doucement le ligament rond à l'extérieur sur une longueur d'environ 10 centimètres. Si on tire davantage l'utérus peut basculer en arrière par suite de la traction qui se produit à ce moment sur le ligament large (Zweifel). En opérant la traction, on attire le diverticule péritonéal qui sera parfois ouvert.

Les sutures de fixation du ligament rond servent en même temps à fermer le canal inguinal. L'aiguille, après avoir perforé l'aponévrose du grand oblique, traverse le ligament rond, puis le ligament de Poupart. On emploie le catgut et des points séparés. Les lèvres de l'incision sont ensuite réunies.

[*Segond*, étudiant la valeur de l'opération d'Alquié, Adam-Alexander, insiste sur ce fait que, dans le traitement des rétrodéviations, les indications chirurgicales sont plus rares qu'on ne le pense. Nombre de cas sont justiciables du massage et d'une thérapeutique utérine directe, mais non sanglante. Il est cependant des cas, encore assez nombreux, où la guérison n'est possible que par le bistouri, et c'est alors à l'hystéropexie qu'il faut donner la préférence.

Les fixations vaginales sont, nous l'avons dit, aussi peu rationnelles que possible. Quant à l'opération d'Alexander, ses indications sont on ne peut plus rares. Mauvaise en cas de prolapsus et de déviations adhérentes, elle ne trouve ses indications vraies que chez les jeunes malades dont la rétrodéviation est mobile et qui souffrent uniquement de leur déviation utérine. Or, rien n'est plus rare que la rétro-déviation en tant qu'entité morbide. L'hystéropexie a le triple avantage de mettre sûrement l'utérus en bonne place, de vérifier l'état des annexes et d'éviter, en définitive, les ennuis d'une opération inutile.]

———

TABLE DES MATIÈRES

III. — OPÉRATIONS PRATIQUÉES APRÈS DILATATION PRÉALABLE DU CANAL CERVICAL UTÉRIN

PRINCIPALES ADDITIONS

TABLE DES PLANCHES HORS TEXTE

TABLE DES FIGURES HORS TEXTE

TABLE DES FIGURES DANS LE TEXTE

TABLE ALPHABÉTIQUE

Atlas-Manuel d'Obstétrique clinique et thérapeutique, par le Dr O. Schaeffer. *Edition française*, par le Dr Potocki, professeur agrégé à la Faculté de médecine, accoucheur des hôpitaux de Paris. Préface par A. Pinard, professeur de clinique obstétricale à la Faculté de médecine de Paris. 1901. 1 vol. in-16 de 472 p. avec 73 planches, dont 55 coloriées, relié en maroquin souple, tête dorée . . 20 fr.

Un *Atlas d'obstétrique* de format portatif et d'un prix abordable manquait aux besoins de l'étudiant et du praticien : celui de M. le professeur Schaeffer est un excellent résumé de l'enseignement classique de l'obstétrique. M. Potocki a ajouté à l'édition originale de nombreuses additions, qui sont souvent de véritables chapitres. On a ainsi l'exposé des idées des auteurs classiques français et étrangers. La comparaison des méthodes pouvant devenir la cause d'améliorations profitables aux femmes et aux enfants; ajouter à la science française celle des autres pays, ce n'est pas seulement savoir *davantage*, c'est savoir *mieux*.

Voici un aperçu des matières traitées dans l'*Atlas-manuel d'obstétrique* : Physiologie de la grossesse. — Examen de la femme enceinte et diagnostic de la grossesse. — Anatomie, développement et examen clinique du bassin. — Accouchement physiologique. — Suites de couches. — Soins à donner aux nouveau-nés. — Pathologie de la grossesse. Avortement et accouchement prématuré. Bassins viciés. — Pathologie de l'accouchement. — Pathologie des suites de couches. — Fièvre puerpérale. — Maladies des glandes mammaires.

Atlas-Manuel de Gynécologie, par le Dr O. Schaeffer. *Edition française*, par le Dr Bouglé, chirurgien des hôpitaux de Paris. 1903. 1 vol. in-16 de 333 pages, avec 90 planches chromolithographiées, contenant 207 figures coloriées et 62 photogravures, relié en maroquin souple tête dorée . . . . 20 fr.

A l'heure actuelle, grâce aux progrès incessants de la technique chirurgicale, grâce aux indications opératoires plus précises basées sur des notions cliniques et pathogéniques, plus complètes, la chirurgie gynécologique est devenue d'une très grande bénignité, et si pour certaines affections, telles que le cancer du col de l'utérus, l'ovarite scléro-kystique et la névralgie pelvienne, il faut reconnaître l'impuissance trop fréquente de la chirurgie, on peut dire que, selon toute apparence, pour le plus grand bien des malades, la gynécologie est presque tout entière passée du domaine de la médecine dans celui de la chirurgie.

Les traités de gynécologie ne manquent pas, mais la plupart s'adressent beaucoup plus au spécialiste qu'au praticien.

L'*Atlas-Manuel de Gynécologie*, illustré de 90 planches (en couleurs) comprenant plus de 200 figures, accompagné d'un texte concis, mais clair et précis, dû à un gynécologue tout particulièrement compétent. M. Bouglé, chirurgien des hôpitaux de Paris, permettra au praticien de se mettre rapidement au courant des conquêtes les plus récentes de la gynécologie moderne.

C'est avant tout un guide clinique, dans lequel les questions de diagnostic et de traitement sont exposées avec le plus grand soin.

Atlas-Manuel d'Anatomie pathologique, par le professeur O. Böllinger. *Edition française*, par le Dr Gouget, professeur agrégé à la Faculté de médecine de Paris. 1902. 1 vol. in-16 de 112 p., avec 137 planches coloriées, et 27 fig., relié maroquin souple, tête dorée. 20 fr.

Une troisième partie est affectée : 1° à une étude séméiologique du syndrome auriculaire ; 2° à des considérations générales sur les procédés thérapeutiques auxquels on a recours en otologie (désinfection, pansements, etc.) ; 3° à la description et au traitement des maladies de l'oreille externe, moyenne et interne.

De nombreuses figures représentent les instruments, les manœuvres, les procédés opératoires usités en otologie.

Un *atlas* termine l'ouvrage. Les planches chromolithographiées qui le composent fournissent la reproduction de l'anatomie normale, histologique pathologique et opératoire de l'oreille, d'un dessin et d'une exécution parfaite, elles retraceront mieux que toute description didactique la partie technique.

Atlas-Manuel des Maladies externes de l'Œil, par le professeur O.

HAAB, professeur de clinique ophtalmologique de l'Université de Zurich. *Edition française*, par le Dr Albert TERSON, ancien chef de clinique ophtalmologique à la Faculté de médecine de Paris, 1900, 1 vol. in-16 de 284 p., avec 40 pl. chromolithog. contenant 76 fig. col. Relié en maroquin souple, tête dorée.   15 fr.

Le texte comprend, outre l'exposé des cas tels qu'ils se présentent dans la pratique courante, une introduction sur la marche à suivre dans l'examen clinique de l'œil, puis un exposé des principales indications de la technique de la thérapeutique oculaire usuelle.

On passe successivement en revue les maladies de l'appareil lacrymal, des paupières, de la conjonctive, de la cornée, de la sclérotique, de l'iris et du corps ciliaire, du cristallin, du corps vitré, le glaucome et les maladies de l'orbite.

Les planches de cet Atlas sont d'un réalisme absolu, car l'art du peintre dépassera toujours, aussi bien pour le fond de l'œil que pour les représentations des objets extérieurs, la vérité passive de la photographie directe, même coloriée.

Atlas-Manuel d'Ophtalmoscopie, par le professeur HAAB. Troisième édition française,

par le Dr Albert TERSON et A. CUÉNOD. 1901 1 vol. in-16 de 276 pages, avec 88 pl. chromolithographiées contenant 148 fig., relié en maroquin souple, tête dorée. . . . . 15 fr.

L'*Atlas-Manuel d'Ophtalmoscopie* de HAAB et TERSON est le complément de l'*Atlas-Manuel des maladies externes de l'œil*.

Il devient banal d'insister sur l'extrême utilité de l'ophtalmoscopie qui donne si fréquemment au médecin des indications précises sur le diagnostic et le pronostic d'une maladie générale à retentissement oculaire.

Cet ouvrage, remarquable par ses descriptions concises et ses nombreuses planches en couleur exécutées d'après nature, constitue un *vade-mecum* pour l'étudiant et le médecin désireux de s'assurer de l'état du fond de l'œil de leurs malades, dès que le moindre affaiblissement visuel se produit au cours de l'affection qui les a conduits à l'hôpital. M. le Dr Terson a ajouté au texte primitif une étude sur les *rapports de l'ophtalmoscopie et des maladies générales*.

ENVOI FRANCO CONTRE UN MANDAT POSTAL

SCHAEFFER. — Technique gynécologique,   ★

Atlas-Manuel de Chirurgie Orthopédique, par les professeurs LÖNING et

SCHULTHESS. *Edition française*, par le Dr VILLEMIN, chirurgien des hôpitaux de Paris, 1902, 1 vol. in-16 de 348 pages, avec 250 fig. et 16 pl. col., relié maroquin souple, tête dorée . . 16 fr.

L'orthopédie, science essentiellement française à son origine, est devenue une branche individualisée de la chirurgie, enseignée à part dans presque tous les pays de l'ancien et du nouveau monde. En France il n'y a point d'ouvrage d'orthopédie résumant assez succinctement nos connaissances en la matière pour permettre au praticien ou à l'étudiant de se faire rapidement une opinion exacte sur les principales questions relatives aux difformités. C'est pourquoi l'Atlas-Manuel de chirurgie orthopédique de MM. Lüning et Schulthess sera bien accueilli. Il comprend deux parties, l'une de *généralités* sur l'orthopédie, l'autre traitant des *difformités en particulier*.

La première partie concerne l'étude des vices de conformations congénitaux ou acquis; au sujet de leur traitement sont passées en revue les méthodes thérapeutiques spéciales à l'orthopédie, les tendons, les os, les articulations, les appareils.

La seconde partie débute par des remarques anatomiques et physiologiques sur la colonne vertébrale et l'étude des procédés de mensuration du rachis. Sont alors assez longuement exposées les déviations vertébrales, cyphose, lordose, scoliose surtout ; les divers éléments de la déviation sont étudiés tour à tour, rotation, torsion, courbures, ainsi que la manière de les traiter. Le mal de Pott, sa variété cervicale font l'objet du chapitre suivant. Les déformations primitives du thorax, le torticolis constituent deux petits paragraphes précédant l'étude des difformités du membre supérieur. Alors sont passées successivement en revue les luxations congénitales, les ankyloses et attitudes vicieuses des diverses articulations. Au membre inférieur les mêmes chapitres prennent une importance incomparablement plus grande : il suffit de rappeler pour le comprendre la luxation congénitale de la hanche et son traitement, les attitudes vicieuses de la coxalgie. L'intérêt qui s'attache à la coxa vara, au genu valgum, aux courbures rachitiques du tibia, au pied bot congénital ou acquis, au pied plat n'échappera à personne.

Des notes additionnelles ont été intercalées pour faire connaître la pratique de M. le professeur Lannelongue ainsi que les appareils de fabrication française.

Atlas-Manuel des Fractures et Luxations, par le professeur HELFERICH,

Deuxième édition française, par le Dr PAUL DELBET, chef de clinique chirurgicale à la Faculté de médecine de Paris. 1901, 1 vol. in-16 de 448 pages, avec 137 figures et 68 planches chromolithographiées, relié en maroquin souple, tête dorée. . . 20 fr.

L'*Atlas-Manuel* de Helferich comprend une série de planches dessinées d'après nature sur des pièces d'autopsie ou des pièces expérimentales : elles font ressortir aux yeux la disposition du trait de fracture, le déplacement des fragments, l'attitude des membres, la situation occupée par la surface articulaire déplacée. Il est facile d'en déduire les symptômes et le traitement.

Négligée au moment où les progrès de l'antisepsie ouvraient aux opérateurs le champ nouveau de la chirurgie abdominale, l'étude des fractures et des luxations est aujourd'hui reprise, et s'engage dans une voie nouvelle, car, là aussi, l'antisepsie permet d'intervenir heureusement, réduisant à ciel ouvert, réséquant les extrémités articulaires, suturant les parties fracturées.

Atlas-Manuel des Bandages, Pansements et Appareils,

par le professeur A. Hoffa. *Edition française*, par Paul Hallo-
peau, interne des hôpitaux de Paris. Préface de M. le professeur
Paul Berger, professeur à la Faculté de médecine de Paris, 1900,
1 vol. in-16 de 160 pages avec 128 planches tirées en couleur,
relié en maroquin souple, tête dorée . . . . 14 fr.

Un manuel de petite chirurgie contenant la description sommaire des pièces servant aux bandages, aux pansements, aux appareils élémentaires, quotidiennement
employés dans les services de chirurgie, — et la manière de s'en servir, c'est-à-
dire d'appliquer ces bandages et ces pansements en une région quelconque, et de
procéder à la pose de ces appareils, suivant des regles, — tel est le premier livre,
le *vade mecum* et le guide du commençant, qui va pour la première fois franchir le
seuil d'une salle d'hôpital.

Aussi ne saurait-on trop engager ceux qui débutent dans les études médicales, à
prendre, dès l'abord, le contact du malade et à s'exercer auprès de son lit, en s'essayant aux pansements, à acquérir la légéreté, la sûreté, l'habileté de main que
seuls possèdent ceux qui ont passé des mois, des années, dans le maniement de ces
objets vulgaires avec lesquels un chirurgien doit tout savoir faire.

Pour aborder ces exercices, il faut un indicateur et un guide : l'*Atlas-Manuel
des Bandages* de M. Hoffa est précisément fait pour initier les commençants à ce
genre d'étude, en leur faisant voir, grâce aux figures nombreuses et claires qui en
émaillent le texte, les objets qu'ils auront à leur disposition pour répondre aux indications les plus variées et en leur montrant le mode d'utilisation.

Atlas-Manuel des Maladies du Système nerveux.

par le Dr Seiffer. *Edition française* par le Dr G. Gasne, 1904,
1 volume in-16 de 450 pages avec 20 planches coloriées et 204
figures.

Atlas-Manuel d'Art dentaire, par le Dr Preiswerk. *Edition française* par le Dr Chompret,

dentiste des hôpitaux de Paris, 1904, 1 vol. in-16, de 400 pages,
avec 44 planches coloriées et 152 figures.

Atlas-Manuel de Technique gynécologique, par le Dr Schaeffer,

Edition française par les Drs P. Segond, professeur agrégé à la
Faculté de médecine de Paris et O. Lenoir, ancien interne des
hôpitaux, 1904, 1 vol. in-16 de 200 pages avec 26 planches coloriées et figures.

Atlas-Manuel de Bactériologie, par les Drs Lehmann et Neumann. *Edition française* par

le Dr Griffon, chef de laboratoire à la Faculté de médecine de
Paris, 1904, 1 vol. in-16 de 500 pages avec 70 planches coloriées
et figures.

ENVOI FRANCO CONTRE UN MANDAT POSTAL

Atlas-Manuel du système nerveux à l'état normal et à l'état pathologique, par C. Ja-

kob. *Deuxième édition française*, par le D' Rémond, professeur de clinique des maladies mentales à la Faculté de médecine de Toulouse, et Clavelier. 1900, 1 vol. in-16 de 364 pages, avec 84 planches chromolithographiées comprenant 220 figures, relié en maroquin souple, tête dorée . . . . 20 fr.

Le praticien que ses études n'ont pas familiarisé avec le mouvement neurologique contemporain, ne saurait trouver de meilleur guide que l'*Atlas Manuel du Système nerveux* de Jakob et Rémond. L'absence de schématisation dans les planches, le soin avec lequel celles-ci sont expliquées, le résumé d'anatomie, de physiologie et de pathologie qui les accompagne et leur sert de commentaire, tous ces éléments constituent un ensemble éminemment pratique.

La partie iconographique, composée de 84 planches coloriées comprenant 220 figures, est précédée d'un Précis de neurologie, où le D' Rémond expose la morphologie, le développement et la structure, la pathologie et la thérapeutique générales et spéciales du système nerveux.

Atlas-Manuel de Psychiatrie, par le professeur G. Weygandt. *Édition française* par le D' J.

Rorsinovitch, médecin-adjoint de la Salpêtrière, ancien chef de clinique de la Faculté de médecine à l'asile Sainte-Anne, 1904. 1 vol. in-16 de 643 pages, avec 24 planches en couleur et 264 figures, relié maroquin souple, tête dorée . . . . . . 24 fr.

M. Rorsinovitch vient de publier une traduction de l'*Atlas Manuel de psychiatrie* de G. Weygandt, augmentée de notes personnelles, livre intéressant à de multiples points de vue. Tout d'abord ce livre très clair est conçu dans un esprit essentiellement moderne. D'autre part, par les notes de M. Rorsinovitch, on peut se rendre exactement compte à quels types cliniques des auteurs français correspondent ceux décrits par les auteurs allemands.

Le livre est divisé en deux parties. Dans la première, psychiatrie générale, Weygandt étudie d'abord l'étiologie des troubles mentaux. Il décrit ensuite longuement les troubles psychiques élémentaires. A la suite de l'étude générale des symptômes et de l'anatomie pathologique de la folie, on arrive à un chapitre tout à fait remarquable et essentiellement pratique de thérapeutique. On y trouvera les indications de l'internement, le traitement moderne dans les asiles et surtout une étude médico-légale détaillée.

Dans la seconde partie, Weygandt étudie la psychiatrie spéciale, suivant les idées de Kraepelin. Une classification des maladies mentales est impossible à l'heure actuelle. Il les groupe d'après leurs causes : arrêt de développement (idiotie, débilité mentale) ; développement cérébral troublé ou perverti (folie des dégénérés, perversions sexuelles, neurasthénie constitutionnelle, obsessions, etc.) ; psychoses liées à l'hystérie et à l'épilepsie ; affections d'origine endogène (paranoïa, folie intermittente, démence précoce, etc.) ; psychoses liées aux maladies de la nutrition générale (paralysie générale, psychoses d'involution et de démence sénile, etc.) ; enfin psychoses d'origine toxique.

La place la plus importante est faite à la folie intermittente, à la paralysie générale et à la démence précoce. C'est dans cette partie du volume que l'on se rend particulièrement compte de l'avantage que présente la multiplicité des figures et des planches annexées à l'ouvrage. Les nouvelles photographies de déments précoces et de paralytiques généraux remplacent avantageusement les longues observations qui encombrent les traités de psychiatrie. D'autre part, l'anatomie pathologique de la paralysie générale est représentée par des planches, dignes de remarque. Grâce aux additions du traducteur, sur le cytodiagnostic, le traitement et la médecine légale de l'alcoolisme, etc., ce livre est tout à fait au point en ce qui concerne l'étude moderne de la psychiatrie pratique.

SÉRIE EN GRAND FORMAT

Atlas d'Anatomie topographique, par le professeur Schultze, *Edition française* par le Dr P. Lecène, prosecteur à la Faculté de médecine de Paris. 1904, 1 vol. petit in-4 de 200 pages, avec 23 photogravures et 70 planches coloriées. . . . . **24 fr.**

Atlas d'Anatomie descriptive, par le professeur Sobotta, 1905, 3 volumes petit in-4, avec environ 750 figures coloriées et 100 planches en chromolithographie.

Atlas de Microbiologie, *Soixante planches coloriées* (en 8 couleurs), par E. Macé, professeur à la Faculté de médecine, directeur de l'Institut sérothérapique de Nancy. 1898. 1 vol. gr. in-8 de 60 planches avec texte explicatif, cartonné . . . . **32 fr.**

Le *Traité de Bactériologie* du professeur Macé dont la première édition avait été présentée avec éloges par Pasteur à l'Académie des sciences, est devenu, grâce à un succès de quatre éditions, l'ouvrage classique sur la matière. Une si haute consécration dispense de tout autre éloge. Mais dans le temps écoulé depuis l'époque de la première édition, les progrès faits dans cette science ont été considérables. Aussi, sans modifier la disposition générale de l'ouvrage approuvée par l'illustre maître, a-t-il fallu faire de nombreuses additions nécessitées par les découvertes nouvelles. De là l'extension de la nouvelle édition qui vient de paraître et qui se présente avec le double de pages et de figures. C'est, à proprement parler, un ouvrage nouveau au courant des plus récentes découvertes.

Comme complément de ce traité, M. Macé publie un *Atlas de Microbiologie* qui est la reproduction de plus de 500 aquarelles.

Il n'est pas inutile de rappeler quelle est, dans l'étude d'une science aussi complexe que la *Microbiologie* telle qu'on la conçoit aujourd'hui, l'importance très grande d'une représentation exacte des caractères de culture des milieux habituellement employés, des formes que présentent les principaux microbes aux grossissements nécessaires pour bien les étudier. C'est la majeure partie des caractères qui priment pour les déterminations spécifiques, souvent bien délicates.

Aussi, tous ceux qui étudient les microbes reconnaîtront-ils la grande utilité de ce bel Atlas où la préoccupation dominante a été de reproduire aussi exactement que possible et sous une forme la plus profitable pour l'enseignement, les caractères naturels des organismes étudiés.

Cet atlas de 60 planches comprend près de 500 figures, toutes dessinées d'après nature sous les yeux de l'auteur, et reproduites en nombreuses couleurs par les procédés typographiques les plus nouveaux et les plus perfectionnés.

Nous ne pouvons que faire des éloges de cet Atlas de bactériologie, appelé à rendre les plus grands services à ceux qui commencent l'étude de la microbiologie, et aux médecins qui, éloignés de tout centre spécial, pourront facilement trancher des diagnostics bactériologiques quelquefois hésitants.

Atlas d'Histologie pathologique de l'œil, par le professeur Parisotti (de Rome), 1904, 1 volume petit in-4 de 160 pages avec 20 planches chromolithographiées . . . . **16 fr.**

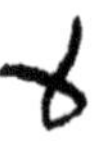

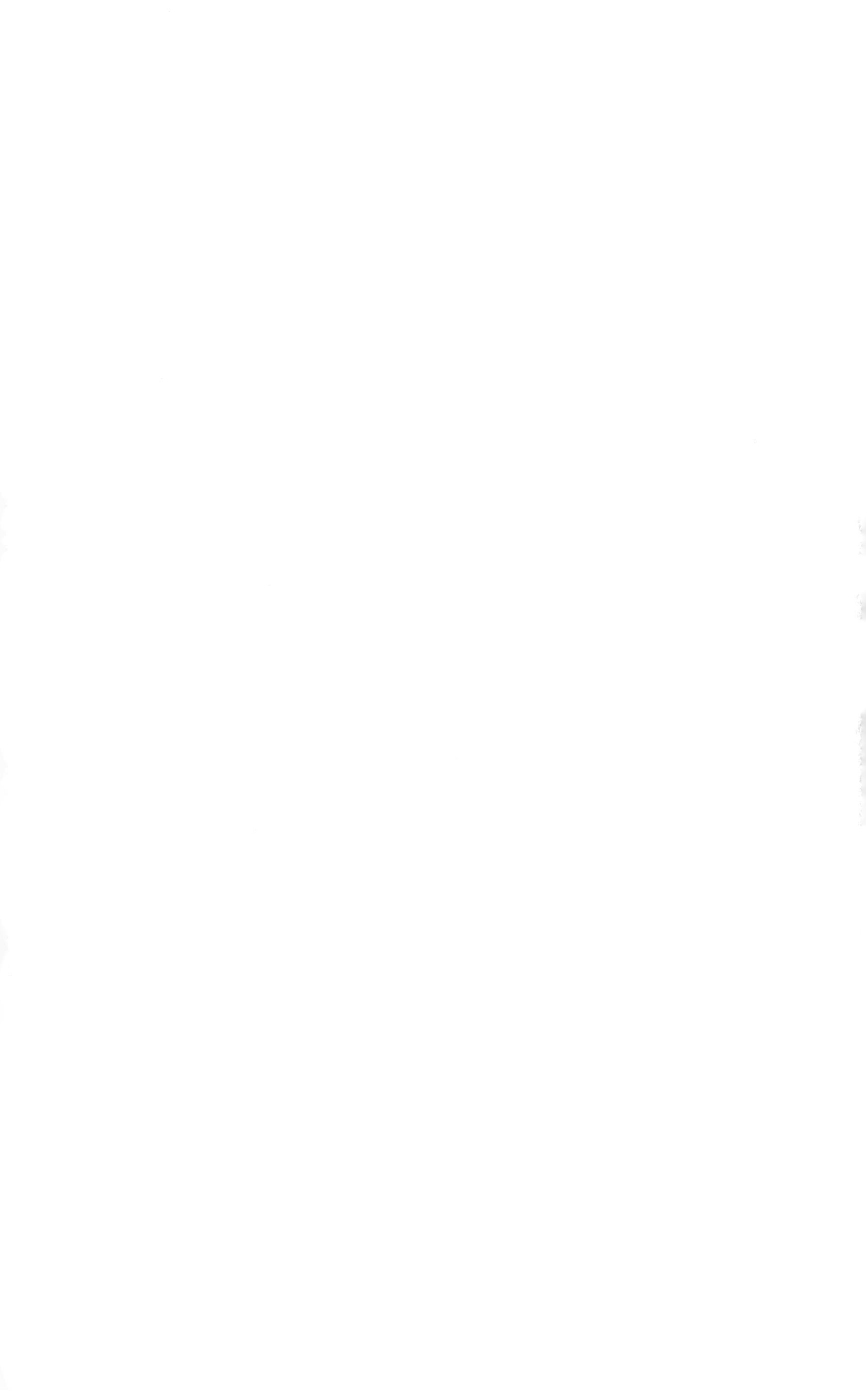

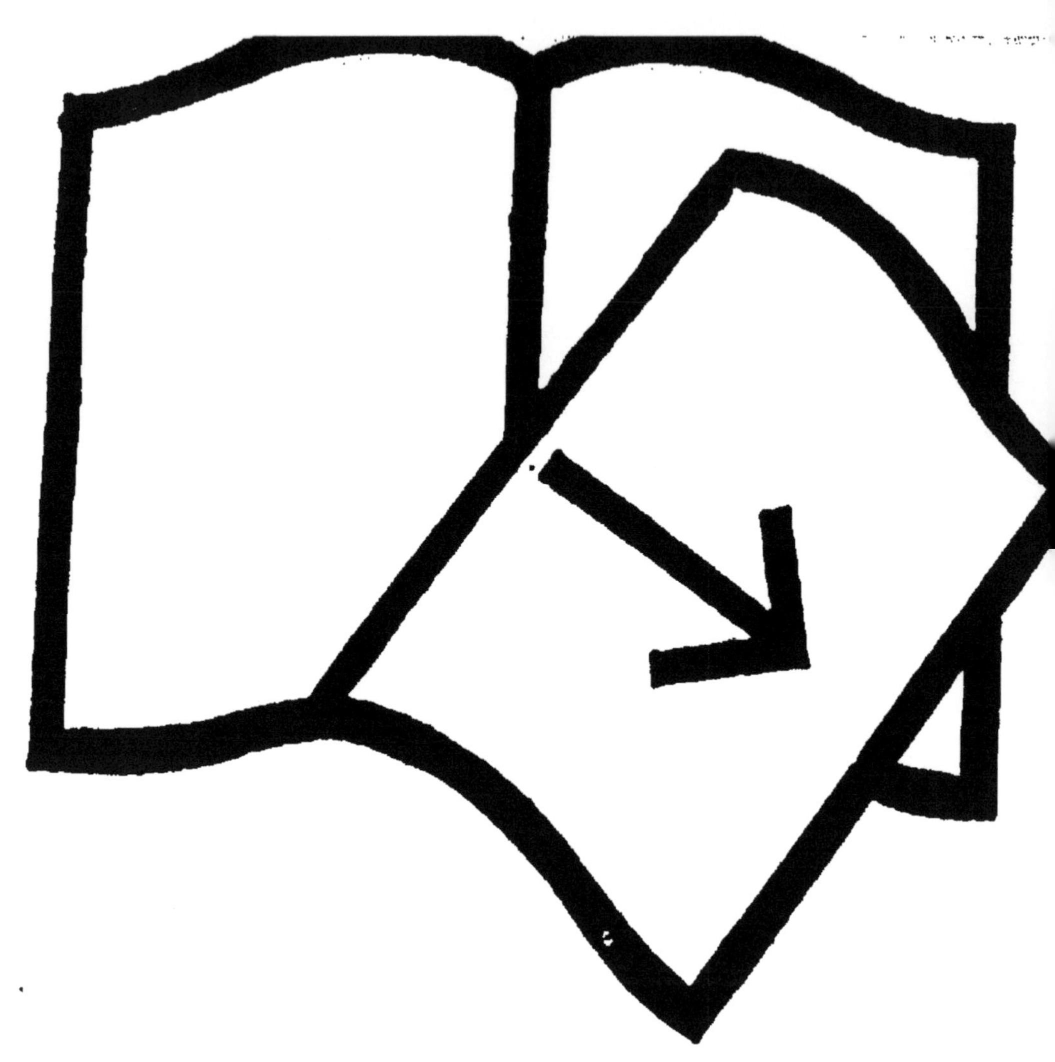

Documents manquants (pages, cahiers...)
NF Z 43-120-13

9 782016 173886